基层健康服务的困境与对策

主　编　陶传进

副主编　林　玲　宋　寒　戴　影

中国协和医科大学出版社

北　京

图书在版编目（CIP）数据

基层健康服务的困境与对策 / 陶传进主编. —北京：中国协和医科大学
出版社，2024.5（2024.9重印）.
ISBN 978－7－5679－2357－7

Ⅰ.①基… Ⅱ.①陶… Ⅲ.①医疗卫生服务－研究－中国 Ⅳ.①R199.2

中国国家版本馆CIP数据核字（2024）第011822号

主　　编 陶传进
策划编辑 张　凌
责任编辑 高淑英　陈　卓
封面设计 邱晓俐
责任校对 张　麓
责任印制 黄艳霞
出版发行 中国协和医科大学出版社
（北京市东城区东单三条9号　邮编100730　电话010-65260431）
网　　址 www.pumcp.com
印　　刷 北京捷迅佳彩印刷有限公司
开　　本 710mm×1000mm　1/16
印　　张 12
字　　数 200千字
版　　次 2024年5月第1版
印　　次 2024年9月第2次印刷
定　　价 68.00元

编者名单

主　编　陶传进

副主编　林　玲　宋　寒　戴　影

编　者（按姓氏笔画排序）

　　　　吕圣卿　仲翊嘉　李晓涵　何　磊　宋　寒

　　　　林　玲　贾　坤　陶传进　鲁　优　廖　玲

　　　　戴　影

前　言

　　基层医疗卫生机构是我国医疗卫生服务体系的基石，基层医务工作者就像是毛细血管一样渗透在社会生活之中，他们是医疗卫生服务的终端提供者。在为基层医疗卫生机构提供管理运营服务的8年时间里，我们看到了政府对基层医疗卫生服务的重视程度和支持力度日益上升。政府投入了大量资源，为基层医务工作者组织了大量的培训，添置了硬件设备，升级了信息系统。

　　然而，我们目前仍未从根本上解决服务对象在基层就诊意愿低的问题。不仅如此，基本公共卫生服务工作负荷日益增加、考核要求更加严格、重量轻质的家庭医生签约服务以及日益疏远的医患关系进一步加剧了基层医务工作者的执业压力。健康服务过于注重效率而忽视了质量和态度，基层医务工作者的激励和补偿问题也未得到合理解决，职业懈怠现象在部分基层医务工作者中已经有所显现。

　　我们以社会服务的视角，对传统乡村医疗卫生服务和现代基层医疗卫生服务的运作机制进行了深入分析，认为医疗卫生服务应该是建立制度化信任和人格化信任"双轮驱动"的模式，但现在由于人格化信任缺失导致了"双轮驱动"失衡从而引起一系列问题。通过对北京市、河南省、浙江省、广东省等地区基层医疗卫生机构、社区公益组织进行近距离观察，并深度访谈数十名基层医务工作者、医务社会工作者等，作者团队基于对基层医疗卫生服务既往经验和基层创新性做法案例的分析，从机制的改变、公益组织和市场机制的嵌入、具体的社会服务手法的引入以及社会服务机构的中介弥合四个方面系统性探讨了改善基层卫生服务可行的策略。本书提出基层健康服务应重建"双轮驱动"的服务模式，这意味着专业技术和人文关怀服务应该相辅相成、共同驱动，以恢复和建立健康服务供需双方之间丢失的人格化信任关系。

　　本书分为四个部分，从真实的故事和实际案例入手，对运行机制从多个角度进行深入分析，为改善基层健康服务提供了具体的社会服务方案，也探讨了市场机制的激活作用和社会服务机构的中介弥合作用等。

第一篇主要讨论现代基层医疗健康服务中遇到的问题。从朱家诊所祖孙三代乡村医生的行医故事，揭示了传统医疗服务的"双轮驱动"机制及其在现代基层医疗卫生服务体系中逐步退化的现象及过程，以及现代基层医疗卫生服务体系中暴露的问题等。

第二篇回到运行机制根源上寻找解决之道。通过介绍基层陈医生创建患者小组和三级医院专家陈大夫成立救助患者的基金会两个案例，以及医疗服务市场化的争议和案例分析，探讨了医疗服务中的公益和市场机制作用，并提出了完善医疗服务机制的构想。

第三篇具体探讨了社会服务方法在基层医疗健康服务中的应用。内容包括适用于医疗健康服务体系的新时代人格化信任的建构、患者的责任主体归位以及患者焦虑的解除等核心工作手法的介绍。

第四篇关注社会服务机构的中介弥合作用，包括医疗服务向社区的延伸、社区治理向医疗服务体系的拓展以及患者回到社区后的医疗服务等。通过对北京市某街道医疗服务的案例呈现和成效分析，以及社区治理向医疗服务体系拓展的案例呈现和分析，展示了社会服务机构的弥合作用机制及其在基层医疗卫生服务中的重要作用。

本书是由高通公司通过高通®"无线关爱"™计划支持，由中国红十字基金会开展的"基层医务工作者社会工作和风险防控远程培训"第二期项目的重要组成部分，在撰写本书的同时还录制了相应的课程，目标是为读者提升对基层健康服务困境的深入理解，并为改善和提升基层健康服务质量提供具体的对策和建议，促使政策制定者和健康服务领域管理者深度思考何为基层健康服务的立足之本、捋顺基层健康服务机制，深入探究根本上的改进之道，从而系统性解决如何提升基层健康服务的效率、质量和满意度的问题。希望本书能够引起广大医疗从业者和决策者的关注，促进基层健康服务的可持续发展。

编　者

2024年5月

目　录

第四篇 社会服务机构的中介弥合作用

第一篇
医疗健康服务中遭遇到的问题

当前，基层健康服务体系①正经历着前所未有的巨变。一方面，传统乡土社会逐渐式微，现代城市生活成为主流；另一方面，即便是深深扎根于乡土之中的乡村医生，也开始因身份上浮进入体制，成为社区医疗卫生服务中心乡镇卫生院的一员。

正是这场变化带来了现代基层健康服务体系的大转型：首先，传统乡土社会医生和患者之间的软性纽带被切断；其次，新时代的基层医生逐渐进入准体制化的范畴，他们越来越表现为一种对上负责、对考核负责的角色定位，这与原本追求对患者负责的定位形成错位。

这也导致了一系列问题的发生，甚至日常所见的那些医疗健康服务问题，都可以在这里寻找到根源：①医患信任链条中断，导致医疗服务中医患关系摩擦频频发生。②基层医生难以兼顾对上负责和对患者负责的角色，很难真正与居民和患者建构起家庭医生式的服务关系，公共卫生服务也难以做到实处。③信任链条的中断进一步导致患者对于诊疗服务的选择从基层医疗卫生机构上移至大医院，患者就医的难度和支出仍然会随之增加，分级诊疗政策落地存在障碍。

---

① 基层健康服务是指在村庄或城市社区层面上提供的一系列以预防、首诊、照护、药品服务、健康教育和社会服务为核心的医疗保健服务。基层医疗服务作为基层健康服务的一部分，主要关注疾病的治疗和患者的临床管理。基层健康服务通常由乡镇卫生院/社区卫生服务中心及卫生站（室）中的基层医生/乡村医生、护士及公共卫生服务团队等人员共同提供，此外，在国家提倡并推动社会力量参与医疗健康服务后，其提供主体也包括各种类型的民营医疗服务提供机构、公益组织、经过一定培训的志愿者、患者自组织等。

第一章 传统医疗服务的双轮驱动

在中原某乡村，祖孙三代乡村医生自20世纪70年代至今接续经营着一家名不见经传的乡村诊所①，他们数十年如一日地扎根田野为当地乡亲治病。这间隐匿在小村庄的诊所总是人头攒动，患者络绎不绝。为什么十里八村的患者都愿意到这家乡村诊所看病呢？这家乡村诊所40多年的发展变化，以小见大地展示出我国基层医疗健康服务模式从传统到现代的变迁缩影。祖孙三代乡村医生的行医故事能带来哪些启发？

一、朱家诊所的行医故事

祖孙三代乡村医生经营的诊所被村民亲切地称为"朱家诊所"。祖孙三代人运营诊所的几十年中，上代引领扶持下代、下代沿着上代的足迹思考和创新，不断探索着具有自身特色且备受乡亲们青睐的医疗健康服务方法。

（一）第一代的故事

第一代朱医生，也就是朱家祖父，出生于20世纪40年代，跟随家中叔父学习医疗知识，20世纪60年代进入当地卫生院担任医生。当时的医疗水平普遍较低，医生数量较少，这位朱医生的医术很好，治疗常见病游刃有余，并且他总是将患者放在第一位，因此深受乡亲们的爱戴，在十里八村有很好的口碑。那时乡亲们常能看到他背着药箱奔走出诊的身影。有时患者病情严重需要观察，他甚至整夜守在患者家里。这位朱医生常和自己的儿孙说："当医生不能嫌贫爱富，不能因为身份地位高低而区别对待患者。"他会以亲身经历举例说明，有钱递烟送礼的人和没钱看病拿药的人同时来诊所看病，要以疾病的轻重缓急判断，谁的病情严重且急迫就先给谁看，而不能凭借患者有没有钱、送

---

① 现为乡村卫生站，但朱医生和前来看病的村民们仍将其称之为诊所，因而本章也将其称为"诊所"。

没送东西就看不起或怠慢任何人。

第一代朱医生的医术获得远近患者的认可，他的态度和服务更是有口皆碑。在物资匮乏的年代，乡亲们总会不吝将家里最为珍贵的鸡蛋或白面馒头送来表达感激与赞赏。第一代朱医生长久以来与村民们保持着互信互惠的和谐关系。这种信任和尊重成为朱家诊所得以发展的基石。

（二）第二代的故事

20世纪80年代末，第一代朱医生离开卫生院带着自己的大儿子开办家庭诊所，也就是现在的朱家诊所，服务本村和邻近的村庄患者。在父亲的悉心指导下，第二代朱医生也开始了自己的行医生涯。然而，他很快就遇到了挑战。一方面，他的行医起点是家庭诊所而不是公立卫生院，在没有政府背书的情况下，他必须通过自己的努力逐渐积累声誉。另一方面，父亲在当地已是人尽皆知、备受信赖的医生，作为新手的朱医生也需要尽快与乡亲们建立起信任关系，朱医生下决心要找到一条让患者认可自己的道路。

1. 扎实的医疗技术根基 第二代朱医生深知医术是行医之本。在跟随父亲临床实践学习的基础上，他自发地学习中西医知识，不断充实自己的医学素养。在中医学习方面，他从阅读中医著作入手，向当地名医请教针灸、推拿技术，努力补足中医基础知识；在西医学习方面，他抓住一切外出学习培训的机会，尤其是在2000年后，国家组织乡村医生进行系统化培训，他积极报名参加，努力考取全科医师执业证书，这对他来说是一个重要契机，意味着他终于可以通过专业途径系统化提升和精进自己的医疗技术。经过不懈的努力，2005年第二代朱医生成功获得了自己的全科医师执业证书，为他的行医之路奠定了坚实的基础。

2. 保持高温暖度的服务态度 在逐渐摸索中，第二代朱医生深知除了医术之外，对待患者的态度也关乎患者是否愿意前来问诊的关键。因此，他开始在诊疗的同时，寻找患者乐于接受的服务方法，建立起自己与患者之间的联结与信任。以下从感性的视角，通过具体的场景与故事直观呈现第二代朱医生的做法。

（1）熟络和温暖的就医氛围：踏入诊所，紧张而繁忙的治疗氛围中透露出人与人之间的熟络和温暖。就诊时，第二代朱医生采用"拉家常"式的对话方式，让人印象深刻。他不会直呼患者名字，而是以亲属之间的称呼代替，如李家大爷、大刘兄弟、王家婶子等；接着询问患者为何而来、身体如何，若患者家中还有患病成员，有时还会关切地询问起家庭成员的情况，例如"大刘兄弟，你家我大爷最近血糖控制得还中不？吃饭咋样？"

在输液区，朱医生年迈的父母常常坐镇于此，一边观察患者情况，一边轻松地与患者拉家常。在治疗间隙，第二代朱医生的电话时常响起，绝大部分内容为疾病的咨询和用药讲解。然而，由于言谈太过熟络与亲切，几乎无法分辨电话那头究竟是萍水相逢的患者还是朱家真正的亲戚。

（2）无差别对待所有患者：第二代朱医生以"无差别待人"的态度对每一位患者，并展现出温暖、亲切的服务态度，这种服务精神源于他的父亲的熏陶，父亲对待每一位患者都一视同仁，无论身份、地位或财富的高低。父亲的服务态度如春日阳光，温暖而亲切，让每位患者都感受到被尊重和接纳。

【倒在树下的穷人】

20世纪90年代末，第二代朱医生骑自行车出诊回来的途中，发现一名男子面色痛苦地躺在路边的树下。他立即停车询问："你哪里不舒服吗？"男子回答："我病了。"当朱医生进一步问及具体症状时，男子已经痛得说不出话来。朱医生看到男子捂着腹部，旁边有呕吐物，立即意识到可能是胃肠道问题。男子弱弱地说："我拉肚子，还吐。"朱医生问："你还能走路吗？如果能走路，往前走一里就是诊所；如果不能走，你在这儿等着，我去给你拿点药。"男子听后更加难过："我走不动，也没钱。"朱医生看出来他的担忧，毫不犹豫地骑车回到诊所，拿了一个小注射器、四顿口服药和一杯水返回树下，给男子打了一针，并告诉他："我扶着你去诊所休息，这药不要钱。"男子执意不去，让朱医生留他自己在路边休息。朱医生看他并无大碍，便不再执意搀扶，叮嘱他按时吃药后离开。

几天后，已经康复的男子提着一个大化肥袋子专程来到朱家诊所表示感谢，腼腆地边笑边打开袋子，里面装满了自家做的大馒头。朱医生明白，这可能是这位患者家里最值钱的东西，这也是那个年代最质朴、真诚的感谢方式。通过助人获得的成就感在第二代朱医生心底油然而生，也成为他日后持续助人的动力。

【"没材料"的人】

当地方言说"没材料"就是指一个人没本事、没能力、没出息，常常带有嘲弄和轻视的意味。朱医生所在的村里，就有这么一位被称为"没材料"的男人，村民们背地里这么称呼他，以至于许多人已经忘记了他的真名。这使他和他的家庭深感自卑，越是无能力越受轻视，越受轻视就越不敢与外界交往。因此，他们的生活大多自给自足，很少与外界交流。

然而，一天夜里，男人1岁的孩子突然高热不退，哭闹不止。心急如焚的他不得不在凌晨前往村医家里求医。从最近的村医开始，第一位村医看到是这个"没材料"的人，就一口回绝了；第二位村医看到是他，便没有回应。直到第三位村医朱医生听到敲门声，立刻穿好衣服，简单询问情况，二话不说就拿上药箱跟着男人回家，迅速为孩子治疗，直到缓解症状。治疗结束，男人感激地说："幸好你来了，我找了三家，你要再不来，我自己都看不起自己了。"自此之后，男人全家都在朱家诊所看病。

前两年，五十多岁的男人患重病奄奄一息，家人希望他在县人民医院继续治疗，他却说只信任朱医生，坚持要回家见朱医生。家人只好将他带回家，请朱医生上门诊治。这次朱医生很清楚在医术上患者已无法挽救，只能给予言语上的安慰，让他可以更加坦然地面对死亡："你这病不大，一定要好好养一养，心理上放轻松，我过几天再来看你。"听到这话，男人露出坦然的面容，几天后安详离世。

朱医生回忆这段经历时，仍为男人的信任感动："这人原本就很自卑，你愿意去他家里给小孩看病，他认为你看得起他，他很感激，但咱不为让他感激，有人看得起他，他就会有信心，不那么自卑"。

3. 越做越省劲，越做越有动力　凭借这种高温暖度的服务和日益精进的诊疗技术，朱家诊所声名鹊起，吸引越来越多的患者前来就诊。尽管患者数量激增，使朱医生疲惫不堪，但他的内心却充盈和喜悦。尤其是当患者病痛得到缓解时，朱医生的内心深处也会被触动，激发出强烈的价值感和成就感，也激励他继续用精进的医术和仁爱之心关爱患者。

朱医生一直用自己摸索出的服务方法，与周围村民建立起深厚的信任关系。2009年国家要求基层乡村医生共同协助开展基本公共卫生服务（以下简称"公卫服务"），许多乡村医生感受到公卫服务任务的压力，如入户随访吃闭门羹、健康教育没人听等，朱医生开展公卫服务却得心应手，他也逐渐认识到，对患者态度越好，信任关系建立得越牢固，似乎是一种更为"省劲"的方法。

二、双轮驱动机制：一个观察到的现象

引入故事不仅为了有趣，还要通过故事揭示出客观事实，从中剖析出深层的道理。在传统文化中，人们将杏林春暖、悬壶济世、医者仁心这样的溢美之

词冠以医生，其核心是颂扬医生的美德。新中国成立后，出现了"赤脚医生"这一名称，虽然听上去简陋、土气，但却饱含着人们对于医生奉献精神的赞扬，这同样是从医生的伦理品德角度来看待他们的身份。

本书将传统乡村医疗服务的运作机制作为讨论的核心，对比分析现代医疗服务体系运作机制的变化。

（一）互惠关系的建构

本案例中令调研团队印象深刻的就是医患双方的互惠现象，这种互惠既包含物质与身体方面的互相受益，又蕴含着一方对另一方的倾心付出与感激之情。在第一代朱医生行医的过程中，有许多感人至深的场景：朱医生步行20余里到患者家中问诊，患者家人拿出不舍得吃的鸡蛋煮一碗荷包蛋表示感激；乡亲们为了表示尊重，拉来家中干活的毛驴请朱医生坐上前往看病等。

事实上，中国传统社会中医疗卫生和教育两大公共服务领域最典型的特征都是服务提供者与服务对象之间存在的互惠关系。或许由于这两个领域是人们生存与发展的重要方面，因此，当有人愿意用掌握的技术来提供服务时，人们内心普遍会产生感激和敬佩之情，将服务提供者视为有能力、品德高尚和拥有权威的人。作为医疗卫生或教育服务的提供者，医生与教师会因为自己有能力为别人解除病痛、促进成长而获得一种自我实现的价值感，也会从心底里自豪于自己从事的这份事业。公益领域的从业者也有类似的职业观，常用"赠人玫瑰，手有余香"来形容。

然而，当下在教育或是医疗卫生等公共服务领域都出现了一些问题，服务提供者和服务对象之间呈现出紧张的关系。因此，服务机构和服务提供者不得不小心翼翼，以防因为服务引发问题而"踩雷"；服务对象也会时刻警惕服务提供者是否欺骗了自己，或不知不觉中伤害到了自己。

这种截然不同的对比一定蕴含着某种道理：如今看似逐渐现代化的公共服务体系，丢失了乡土社会中本已具备的成分。我们仍要回归到乡土社会中的情形，探讨为什么医患双方会通过服务而建构起深度的互惠关系，或"用心服务——感恩"的良性关系。

（二）双轮驱动：医疗服务模式的核心

1. 医疗服务是双重服务　要探寻互惠的根源，不妨回到两代朱医生的故事里。第二代朱医生入行时曾问其父亲："当医生除了不断提高医术，还要注意什么？"。其父嘱咐："当医生得先学会做人再说医术，医术是其中之一，但如何对待患者更重要。"

请注意，这是一条重要的信息："医术"和"服务态度"两者缺一不可，被形象地称为"双轮驱动"。其中硬性服务让患者的身体受益，医生因此获得报酬，这自不必多说。重要的还有软性服务，它能让患者在缓解病痛的同时，感受到心灵的温暖、焦虑的释放和信任关系的建构。"双轮驱动"是全书中的一个核心概念，是贯穿于全书的主线。从一开始，它就存在于传统乡村医疗卫生服务的模式之中，将它勾勒出来之后，就奠定了重要的理论分析基础。

2. 软性服务的具体表现　在"双轮驱动"机制中，最易被忽视却至关重要的便是软性服务的"轮子"，因此需专门探讨其具体做法。"以人为中心"的软性服务常被乡村医生简称为"态度"，一种模糊的说法是"态度越好，患者越愿意来"；而"好的态度"进一步具象化，乡村医生将其形容为"把患者当成亲戚、朋友一样对待"。将其提炼出来，即医生能够将心比心地感受到患者不仅是身体上感到不适，心理也会焦虑不安，从而以温暖、接纳、坦然的态度对待患者，也就是一种"以人为中心"对待患者的方式。

3. 双轮机制嵌入在服务本身的基因中　针对本部分的论述，需要从两个问题开始。第一，医生为何需要掌握过硬的医疗服务技术？看似多余的问题，却需要准确的答案，即医生医术的好坏会被患者知晓，因而，医生就需要通过提升医疗技术来让患者更愿意前来诊疗。第二，软性服务的目的又是什么？如果医生的名声和技术都已具备，并且患者纷纷慕名而来，在这样的前提下，软性服务的意义何在？这正是本书要回答的关键问题。

朱医生的回答是："医生的职责是解除患者的痛苦，虽然技术到位，但像审问犯人一样问患者，患者心里感到不舒服，也起不到缓解痛苦的效果。必须技术和态度兼顾，既能在医术上起作用，又能在态度上让患者感到安全感和值得信任，患者才会再来找你。"可见，乡村医生提供的医疗服务需兼具硬性服务和软性服务，二者缺一不可，相互融合、相辅相成，医术高明的医生需要有良好的态度，友好地对待患者可以让医术发挥出更有效的作用，二者相得益彰。二者融合在一起，可以实现一个关键的目标：患者愿意到乡村医生这里看病，用医生的话说就是让患者"买账"。

这便进入了问题更深层次的剖析。简而言之，医生为更好地谋取一份生计，必须将双轮式的服务运转起来；而患者也正是通过付费与购买，才建构起新的期待。这也构成了乡土社会医生和患者的相互选择机制。后续章节中，患者选择（也可称之为"社会选择"）将会作为本书的一个重要概念进行阐述：一方面，它是现代市场化医疗服务的初始形式；另一方面，它又是市场化运作趋于理想、不被扭曲时才能产生的内在精髓。

（三）将双轮机制嵌入到乡土社会之中

1. **传统乡邻关系的定位**　从第一视角看，乡村医生遵循软性服务的原则，或许源于同村人抬头不见低头见的亲近关系。中国社会是"熟人社会"，一旦身处同一村庄，人们便很快成为熟人，并建立起千丝万缕的联系。

首先，人们之间的关系有亲疏远近，要视其具体的亲缘、姻缘等关系而定。其次，无论关系远近，人们都遵循人情面子的准则和社会关系网络的约束。乡村医生也不例外，他们自然也会顾及这种熟人关系，软性服务便起源于此。

但仅从第一视角分析则过于消极和被动，需转换至第二视角。在此视角下，乡村医生其实是在主动实现软性服务，这基于他们服务机制中的内在要求，乡邻关系只是他们借用的外部环境和工作手法。换言之，既然乡村医生追求软性服务，正好可以借用本来已经拥有的乡邻关系，并在借用的同时还可以将之发扬光大。

乡村医生软性服务的特点就是在乡邻关系的话语体系下发挥作用的，当时这是一个便利条件。然而，当下社会正经历剧变：一方面，原本的乡邻关系逐渐削弱或消失；另一方面，作为现代公民，人们更渴望成为独立个体，不愿被社会关系网络束缚。因此，关于未来软性服务的模样（即软性服务的手法），则成为本书所关注的话题之一。

2. **现代化医疗中软性服务的突破潜力**　在现代化医疗卫生领域，软性服务展现出巨大的突破潜力，这已经寄托在"医务社工"这一概念上，也是社会工作专业在医疗服务领域里的应用，从理论到实践，人们已经开始关注、思考和探索。

在社工领域，个体是独立的，每一个人都在追求自己的成长，这与传统的社会关系纽带紧密相连的情形有所不同；对于社工而言，每一个人都是有价值的，这种价值是通过人与人之间的互动关系而表达出来的，这与传统的社会关系网络式的软性服务有所区别。

因而，医务社工不仅仅是对于传统乡邻关系的现代化弥补，更是人与社会发展之后的升华。如果现代医疗服务体系仍然能够像传统乡村医生那样去寻求建构双轮驱动的机制，那么医务社工的价值也会被发掘出来。

此外，医务社工的出现将引发人们对更现代、能够释放出更大潜力空间的软性服务体系的期待。至于新的理念和手法是怎样的，可直接进入第四篇中的章节了解。

三、双轮驱动是理想的运行模式

（一）双轮驱动推动出两重信任关系的建立

"双轮驱动"是一种服务机制，乡村医生试图用它来建构患者与医生之间的信任关系。双轮的每一个轮子都有其独特的作用，对于信任的建立都有重要的贡献；双轮最终建构起两种不同的信任关系，二者相互依存、缺一不可。

1. 两种信任关系　患者对医生的信任可分为两种：一种是患者对医生医术的信任，另一种是患者与医生之间的人格化信任。前者源于医生的诊疗技术，是医生的硬性服务水平，后者则源于医生的软性服务水平。这引发了一个问题：医疗技术本身就应该包含一切信任，为何在此之外还要增加人格化信任？探讨此问题之前，不妨审视大医院中各种各样医患矛盾的根源：绝大部分冲突并非源于患者对医术的不满，而是根源于患者对医生的人格失去了信任。人格化信任的重要性不言而喻。

2. 人格化信任的内涵　在普通人的生活中，倘若家中有人身体不适，而恰好又有其他略通医术的成员，人们一定会先在家庭内部咨询。这种行为有两个鲜明特点：①咨询者不会因为对方医术不够高级而放弃咨询；②咨询建议一旦被采纳，即便无效甚至出现问题，咨询者也不会去追责，因为对方的出发点是为了患者好。

然而，倘若咨询的对象不是家人，那么情况就会有所变化。①被咨询者医疗技术的权威性会被看得格外重要；②采纳对方的建议而出现问题时，很可能会追究责任。转换成医生的视角进一步分析。即便是医术高超的医生，面对患者的咨询也很难会像对待自己家人那样将问题深入浅出地系统化阐述出来。他更可能会遵循专业原则，自行判断与把握该说什么、说到什么程度、以怎样的方式来说。即使患者后期出现问题，追溯诊疗过程，只要医生的做法符合专业要求和医疗服务程序规范，便难以追究医生的责任。

家人和非家人的区别在于是否存在人格化信任。一旦有人格化信任，便不会怀疑对方"为我着想"的初衷。因此，医患双方可以共同沟通、共同努力，出现问题共同承担，并不会成为陌生人之间的承诺或契约关系。

人格化信任有程度的高低，上述家人看病的事例为最高程度。如果医生能妥善处理医患关系，则完全可以在诊疗过程中建立友好关系，临时性的人格化信任也会建构起来。然而，倘若自始至终都是机械的诊疗关系，人格化信任便无从建构。当人格化信任为零甚至为负值时，一旦发现任何意料之外的负面状况，都很可能追究医生的责任。

3. 人格化信任无法缺失的原因　在诸如医疗卫生服务这样的公共服务领域，人格化信任至关重要，因为该领域有较强的专业性壁垒，即在服务过程中会存在信息不对称现象，同样的状况，医生和患者的理解可能大相径庭。因而，当缺乏人格化信任时，患者便会产生诸多的怀疑，甚至与医生发生争端。有时，个别医生也会利用自己在信息不对称中的优势地位欺骗患者。

在当今时代，建立人格化信任关系尤其重要，原因在于当乡村医生身份上浮成为基层医疗卫生机构的成员时，传统的人格化信任关系纽带正在消失。这不仅是因为人际关系的断裂，医生对于软性服务的追求动机也明显减弱。如何应对这一困局，是当前面临的严峻挑战。

（二）乡村医生：三种动机合而为一

1. 营利的动机　用朱医生自己的话来说："不管是硬性服务还是软性服务，都是为了让患者满意。"这实际上是服务者和被服务者之间的基本关系，通过让顾客满意来获得诊疗服务的收入、实现盈利，最终推动运营模式良性运转。

人的需求层次理论承认人存在自私自利的一面，这无须掩饰。每位服务提供者都需要获得持续性的运营经费来维持生存和发展，提升生活质量，在此基础之上还可以追求更高层次的目标。

在古代中国的道德话语体系中，存在所谓的义利之争，将"利"置于"义"的对立面，谈论医生这一职业时，人们总说救死扶伤、手到病除等，避而不谈其经营和发展的基础——赚钱。现代社会人们的观念已发生巨变，出现同时追求营利目标与社会目标的"社会企业"，并且进入国家公共政策特别扶持的名单。

2. **价值的实现**　作为医生，职业赋予的自我价值实现感如影随形。每一次复杂的诊疗，其过程犹如开展一个人体康复的微型工程，涉及诊断、医疗技术运用和患者的改变等一系列环节。成功的诊疗使医患双方共享喜悦，医生也会因为成功解除了难题获得实现价值的满足感，患者也会因急迫的生存或治愈需求得到满足而心生感激。患者的感激之情又反馈给医生，继续增加医生自我实现感的获得。

众所周知，自我实现是人类自我需求的最高层级，包含两种含义：①这的确是一个人的需求，是发自于内心的，也是每个人都渴望的；②它又是最高层级的需求，能在这里得到满足，一定代表着人们内心中最高层级的愿望实现。很多人或许迫于现实环境或自身的无能为力放弃自我实现的需求，但对医生而言，医疗技术和救死扶伤的职业特点能使其在一次又一次的诊疗过程中不断体验一个又一个的微型的自我实现。

我国古代"杏林春暖"之说也起源于此。相传三国时期，吴国侯官县有位名叫董奉的医生，为人治病不收钱，只是让重病愈者栽杏五株，轻者一株，数年之后，后山种树十万余株，蔚然成林。从此"杏林春暖"便代表医生医术高明，医生的价值感也如同这一片日渐壮大、日趋繁茂的杏林一般生长出来。

3. **事业感的寄托**　"手到病除"四字，夸张却又生动形象地描绘了医生医术高超的画面。医疗技术精进与医疗专业性提升是医生的毕生追求，也是医生事业成就感实现的重要来源。

医生的职业之所以能让从业者拥有强烈的事业感，原因在于医疗技术提升的作用是显著的，并且又是无止境的。医生可以不断追求医疗技术的提升，追求卓越。而且随着医疗技术的提升，医生还可以将其兑现为自身价值，帮助一个又一个疑难杂症患者。将医疗技术及由此转化成的价值结合起来，让医生有足够的动力以此作为自己的事业追求。

有趣的是，诸多接受此次调研和访谈的乡村医生几乎都将自己的职业视为事业，事业感的色彩显而易见。他们并没有因为自己在乡村诊所而不是大医院就职感到自卑，从而失去对事业感的追求。在这方面，医生在形形色色的职业当中独树一帜，别具特色。

4. 三合一的职业观 上述分析实际呈现出乡村医生可以将服务营利、实现自我价值和追求事业发展三者融为一体，形成一种理想的职业状态。对于任何个体和职业，能够通过自己的工作实现三者的完美融合，都可坚定地称其达到了理想的境界。

乡村医生在履行本职工作时，既有的运作机制可以将医生个人的营利动机、自我实现动机和追求事业发展的动机三者全部释放出来，这从工作角度来看是最高程度的激励，从个人角度来看则是最高程度的需求满足。另外，该服务机制同时赋予患者充分的选择权，即患者可以依据医生的诊疗技术和服务态度决定是否继续选择他们。因此，传统的乡村医疗服务机制呈现出一种趋于完美的内在运行方式。如何将这样一种机制延伸到现代医疗服务体系中，无疑是当下所面临的重要挑战。

四、趋于失衡的走向

（一）失衡的倾向

朱家诊所的故事仍在继续，双轮驱动的模式在世代相传的过程中也面临着巨大的挑战。与其祖父和父亲有所不同，第三代朱医生从医学院校毕业后选择加入当地的社区卫生服务中心担任全科医生。他在社区卫生服务中心的工作体验与从小耳濡目染的祖父与父亲行医问诊的服务方式有所不同。如果将三代人进行对比，可以发现这样的变化：从爷爷到孙子，医疗服务水平逐渐提高，能使用的医疗设备越来越齐全，但是医生与患者的关系却越来越疏远。在其工作的社区卫生服务中心，第三代朱医生通常与患者保持着现代社会正常的"社交距离"，不再像祖父与父亲那样与患者"过于亲近"，有时甚至不用与患者四目相对地悉心交流，就能快速完成诊疗任务。令他沮丧的是，自己很难再像长辈那样通过日常的工作就能感受到他们常常提到的"作为医生的成就感和价值感"。第三代朱医生面临的问题可以看作是当下基层健康服务遇到的最大问题的缩影。

（二）不同的解读

有人将这一困境归因于熟人社会转型为现代社会不可避免的问题，随着外来务工人员、陌生人的涌入，人与人之间失去了传统熟人社会的信任与交往基础。另一种观点认为，在医疗技术快速发展、交通出行日益便捷的时代，人们更愿意前往医疗条件和技术水平都更好的三级医院就诊。这对于基层医生的启示是，医疗技术才是王道，基层医生应该将工作重心放在医疗技术的提升上，服务态度则处于无足轻重的次要地位。

无论哪种解读，都各有道理。但不可否认的是，传统医疗服务向现代医疗服务的转型，导致双轮驱动模式中的软性服务日渐衰弱甚至消失，不平衡现象初露端倪，双轮驱动的状态似乎难以重现。

（三）不平衡的加剧

当传承到第三代朱医生时，双轮驱动的平衡开始倾斜，但这只是开始，接下来将出现更加严重的失衡。软性服务的轮子岌岌可危，硬性服务中的信任关系受其影响也无从落地。人们试图改善公共服务中医疗服务的水平，将传统的医疗服务资源纳入体制内，并使其社会身份、公共资金投入等方面都得到升级换代，尽管这些举措的初衷是善意的，却在不经意间破坏了医患服务关系的内在平衡，使得信任关系的裂痕难以弥合。

第二章　双轮驱动的退化

2009年新医改启动后，传统的基层医疗卫生服务体系经历了急速的转变，医患关系也随之悄然改变。本章我们仍借助朱家诊所的故事，深入探讨基层医疗卫生服务体系从传统走向现代暴露出来的问题，并分析问题产生的原因。从根源上持续发挥作用的究竟是什么？对基层健康服务产生哪些不容忽视的影响？

一、第三代朱医生的故事：体制内的进与退

与前辈不同，第三代朱医生毕业后进入社区卫生服务中心工作，看似工作更加体面，不用再为生计辛苦奔波，但其在此收获的成就感和价值感却远远不及前辈们。这是什么原因呢？第三代朱医生在体制内的经历能带来什么启发？

（一）充满希望的"铁饭碗"

2009年新医改后基层医疗卫生服务机构发生了一系列变化：2010年卫生部办公厅颁布的《关于推进乡村卫生服务一体化管理的意见》[①]将"乡村一体化管理"实施方案细化和明确，指出一体化管理包括机构设置规划与建设、人员准入与执业管理、业务管理、药械管理、财务管理和绩效考核等方面。一体化管理不仅体现在业务一体化，更显著表现为组织管理一体化。"乡村卫生服务一体化管理"政策的目的是通过规范化管理、合理配置资源、促进基层卫生网络的完善。在此政策下，各地纷纷对基层医疗卫生服务供给模式展开探索。其中，最直接的措施就是为乡镇卫生院和村卫生室全面升级了硬件设施和医疗

---

① 中华人民共和国中央人民政府. 卫生部办公厅关于推进乡村卫生服务一体化管理的意见［EB/OL］.（2010-04-07）［2023-09-07］. https://www.gov.cn/govweb/zwgk/2010-04/07/content_1575036.htm

设备。

2015年国务院办公厅发布了《关于推进分级诊疗制度建设的指导意见》①（以下简称《意见》），《意见》首先明确了分级诊疗应以提高基层医疗卫生服务能力为重点，构建医疗卫生机构分工协作机制，其中基层首诊是分级诊疗模式中的关键。围绕以强基层为重点完善分级诊疗服务体系。《意见》提出了加强基层医疗卫生人才队伍建设、大力提高基层医疗卫生服务能力等一系列配套措施。这些对第三代朱医生和他的父亲、祖父称得上是利好政策。

第三代朱医生从小接受家庭里长辈从医的熏陶，从正规医学院校毕业。与只能靠自己摸索学习的父亲和祖父相比，他的起点高，又恰逢利好的政策机遇，其怀揣着对美好前途的期待，毕业后就进入一家市级医院规培合格后，考入社区卫生服务中心，成为一名"体制内"的医生。然而，现实状况并非如其预期般的美好，医患之间不断地瓦解的信任关系让第三代朱医生无法像长辈那样找到行医的成就感与价值感。

（二）进入体制内的困惑

与自家诊所自主运营、自负盈亏不同，第三代朱医生进入体制内，成为基层医疗卫生机构的基层员工，他必须遵守单位的规章制度，接受上级领导的考核管理。他感到条条框框束缚很多，自主性很少，但改变远不止这些。

1. 好医生评判标准的改变　进入社区卫生服务中心后，第三代朱医生发现无论是单位的考核标准还是上级领导的主观判断，对于好医生的评判都变成了能否完成考核指标和任务，工作中不出问题、不出风险。考核指标主要包含诊疗及公共卫生服务的完成数量，比如诊疗服务人数、慢病管理人数、家庭医生签约人数等；规范性管理与风险规避是要求在药品、治疗等环节上按规定流程不出错等。但这套标准与前两代医生通过摸索得出的双轮驱动、看重患者的感受是不同的，也让第三代朱医生产生困惑——到底是完成任务数量不出错排在第一位，还是注重患者的看病感受和服务质量排在第一位？

2. 无法开口的营利动机　2015年前后，部分医生盲目逐利的行为被社会诟病，国家因此出台了许多政策防止医院和医生过度逐利，比如取消药品加成

① 中华人民共和国中央人民政府. 国务院办公厅关于推进分级诊疗制度建设的指导意见.［EB/OL］.（2015-09-11）［2023-09-07］. https：//www.gov.cn/xinwen/2015/09/11/content_2929789.htm

等①。这些政策被量化为考核指标对医生进行考核。政策的初衷毋庸置疑，但其执行的过程当中却容易发生"一刀切"的情况。具体表现是医生群体开始忌讳谈钱，但基层医疗卫生机构按照要求必须开展绩效考核，只好参考行政、事业单位的做法，即医生的工资由基本工资（60%）和绩效工作（40%）构成，绩效主要与考核是否合格、院内职级等相关，与医生对患者尽心程度、诊疗是否站在患者角度竭尽全力为其医治以及服务态度等的相关程度不高。所以，在职级同等的情况下，普通医生的绩效都相差不大，并且总体收入偏低。

3. 服务策略的权衡　面对所在机构的绩效考核，第三代朱医生不得不反复衡量、变换策略。

（1）规避风险：小病开检查还是靠经验？按照临床诊疗规范要求，第三代朱医生在基本诊疗环节都依靠检查设备来指导自己的判断，这样可以避免出错。使用医疗设备检查诊断疾病可以使诊断更精准，但可有可无的检查会造成患者经济和心理上的双重负担。

曾有一个典型案例，患者告知医生自己吃西瓜吃坏了肚子，希望医生开药，医生却要患者做B超来确定是肠胃炎或其他疾病后，再制订治疗方案。患者疼痛难耐，更不理解医生的做法，和医生发生争执。

第三代朱医生刚入职时也很纠结，由于单位对风险规避有明确的考核要求，他不得不尽量要求患者做检查而不以经验判断，来避免不必要的风险。

（2）诊疗时长：5分钟还是20分钟？基层医疗机构以结果为导向的量化的绩效考核，通常以服务数量作为指标，即服务的人数越多获得的绩效越多，收入也会越高。第三代朱医生为提高收入认真分析情况并改进诊疗策略。

每天社区卫生服务中心会安排2～3位全科医生坐诊，来看病的大多是年龄大的慢性病患者，他们通常会指定自己熟悉的年资深的医生看病。由于年轻、资历浅，第三代朱医生服务的患者是医院挂号系统分配的，多是不常得病也不常来看病的年轻人和儿童，他认为没有太多必要与这个人群建立信任关系，也没有动力像父亲和祖父那样花20多分钟与每个患者拉家常问诊，于是他缩短了问诊时间，每位患者只用5分钟左右，挂号系统会给他分配更多的患者，他的服务人数就会大大增加。

---

① 中华人民共和国中央人民政府. 深化医药卫生体制改革2012年主要工作安排．［EB/OL］．（2012-04-14）［2023-09-07］. https://www.gov.cn/gongbao/content/2012/content_2121700.htm

（3）公卫服务：形式化还是实质化？如今，公卫服务变成了基层医疗服务的重要内容，占比将近50%。但多数医生即使投入一半以上的时间，也无法完全保质保量地完成既定目标，并且大大压缩了诊疗服务时间。面对繁杂的公卫服务任务，第三代朱医生尝试走过场式服务，这几乎没有什么价值，但投入更多精力去做公卫服务，短时间也难看到成效，一时之间难以抉择。

经过几年挣扎，第三代朱医生对本职工作失去兴趣、心中充满疲惫，找不到像长辈那样做医生的价值感和成就感，甚至丧失了精进医术的动力。陷入越做越不想做的恶性循环中。经过一番思想斗争后，朱医生最终从体制内辞职，与祖父、父亲共同经营朱家诊所。

二、医疗服务机制蜕变的原因

下文将从第三代朱医生在体制内面临的问题和挑战入手，从个体的角度分析——为何医生进入公立医疗服务体系后会发生上述转变？这种转变与现行医疗服务机制之间有何关系？

（一）对上负责取代对患者负责

第三代朱医生在社区卫生服务中心提供服务的模式与其长辈在朱家诊所提供的服务模式相比，已发生根本性变化。这一变化的背后，实则是"对上负责"取代了"对患者负责"。

朱医生的祖父和父亲在自家诊所行医，只需对前来求诊的患者负责，若服务不好，患者便会另寻其他医生，医生会为了获得更多患者的认可就会不断提升服务的质量，这是一种自然运作的机制。

第三代朱医生在公立医疗卫生机构之中，则一方面要对患者负责，另一方面要对上级负责，也就是管理医生的领导、医院和卫生行政管理部门。对上负责主要表现分为：①遵守日常规章制度；②服从与接受上级管理；③对评估考核负责。这三个方面使医生将"对上负责"落到实处。

1. 制度设计的出发点始终是百姓的利益　从公共管理的视角来看，这种自上而下的制度设计正是政府对民众负责的表现。其初衷是党和政府始终代表最广大人民的根本利益，始终秉持为人民服务的宗旨。民众求医问诊的需求受到关注，并逐级分解到不同的层级管理与执行。因此，金字塔结构的层层管理和考核，本质上是党和政府要求医生对患者负责的一种手段。需要明确的是，这一制度设计在执行与落实的过程中具有无可比拟的高效性和可操作性，但同时也存在一些不容忽视的问题。

从理论上来说，基层医生应该直接对患者负责，但现实中却存在一些挑战。首先，医生的上级是决定其工资、晋升与否的主体，这使得医生在面对上级的要求时可能会优先考虑自身利益，而非患者的需要。其次，上级管控的增加可能导致医生对患者负责的重要性相对下降。尽管理论上对上负责与对下负责可以有机统一，但在现实中却面临诸多挑战。

2. 评估考核的逻辑死结　这种挑战在体制内的评估考核中被凸显出来。传统乡村医生的诊疗模式中，对于诊疗服务的评价是直截了当、一目了然的，通过患者的主观判断和行动选择展示出来：根据医生是否尽职尽责、全力以赴以及能否治愈疾病等，患者满意时会再次选择这位医生，不满意则立即换人。结果显而易见，无须一套指标、量表或满意度问卷。

然而，当体制内的考核加入时，情况开始发生变化。下面呈现调研时发现的来自医生和管理人员对于评估的两种不同视角，以进一步分析评估导致的异化现象。

【基层医生对于评估考核的看法】

一位基层医生将考核比喻为一种"形式主义"，有时过于注重形式而忽视实质，并提到了两个自相矛盾的现象。

首先，评估时医生的门诊量被作为一个重要指标。门诊量越高，收入也相应增加，但门诊量是否能代表医生的技术水平和服务质量却未必。在传统的乡土社会中，乡村医生的门诊数量确实可以反映出患者对他的满意度，患者越满意，越愿意来就诊，这是一个正向的循环，能够自洽。然而，如果将门诊量作为考核指标，机械地用门诊量来判断医生的工作效果，就难以自洽了。为什么呢？因为医生完全可以为了看更多的患者而牺牲高质量的医疗服务。比如原本需要20分钟左右认真诊断的患者，现在可以缩短为5分钟草草了事。

其次，部分量化的基本公共卫生服务指标实际落地操作难度较大。基层医生既要开展诊疗服务，又要承担基本公共卫生服务，而大部分基本公共卫生服务项目都需要主动服务，首先必须到社区开展大量的组织、动员和激活工作，基层医生精力有限，又不具备相关的技能，实际上常常难以兼顾。另外，考核时常把慢病患者血压血糖控制率作为主要指标，但慢病管理的结果与患者自身的健康意识、依从性以及生活环境和习惯更相关，对于不愿意配合治疗和管理的患者，医生也束手无策。

【管理者视角的评估考核】

社区卫生服务管理中心的管理人员认为，当前基层医疗卫生服务面临的问题并非评估考核指标缺乏科学性，而是基层医生能力较低，医疗技术水平不够专业。解决之道在于持续加大各类培训力度，提升基层医生的医疗业务能力、公卫服务能力以及其他能力（如智能设备使用能力、档案建立能力等）。

展现这两种视角的目的在于揭示管理者和被管理者在思考和行动上的差异。作为管理者，他们遵循自上而下的逻辑体系，将自己视为民众和专业性的代表，通过规章制度和评估指标来监督基层医生的服务是否到位、对患者是否负责。然而，作为被管理者的基层医生只能从自身的角度出发，真切感受到自己被不合理的指标要求束缚手脚、内在动机逐渐丧失，身陷体制难以自拔，不得不对上级和指标负责。当两个主体无法达成共识时，两种视角难免产生矛盾，一时间难以调和。

（二）对患者负责的基础削弱

在此机制的影响下，基层医生对患者负责的基础正逐渐削弱。主要体现在两个方面：一是医生对患者负责的内在动机逐渐丧失；二是传统乡土社会关系的消失，现代基层医疗卫生机构在体制内的地位上升，医患之间丧失人与人熟悉与信任的基石。

1. 收入逻辑的改变 在这种机制下，乡村医生原本自洽的三合一内在动机首当其冲。一个不容忽视的变化是，体制内的收入逻辑与传统乡村医生的收入逻辑发生了巨大的变化。在过去，医生每看一个患者就能获得一份报酬，而现在的收入变成了基本工资加绩效，总体收入并未提高。看似有着清晰的绩效激励，但实际上与服务质量的好坏关系不大，反而与诊疗数量、公卫任务的完成情况挂钩，评价是由单位考评机制决定的。因此，医生不得不优先对制度负责、对考核负责。长此以往，为患者服务的内在动机被抑制并逐渐萎缩，医生也就失去了对患者负责的基础。

2. 医疗机构升级，医患拉开距离 乡村医生原本是村庄中的一分子，与乡亲们朝夕相处，彼此熟悉，建立了深厚的信任关系。然而，随着基层医疗卫生机构的升级改造，乡村医生逐渐远离了村庄生活。

首先，基层医疗卫生机构越来越像大医院，有更好的硬件设施、科室分工明确，医生按时按点上下班，患者看病的流程变得烦琐，不再像村庄中的小诊所，患者随时来就能直接找到医生看病。其次，医生进入体制内，成为享受体制内待遇的"公家人"，坐在干净整洁的办公室中治病行医，在无形中进一步和百姓拉开了差距。

当医生与百姓之间的距离拉大、熟悉程度下降时，医生与患者之间的关系就由原来的熟人关系或人格化信任关系转变为一次性服务关系。换言之，医生将诊疗服务视为一次性的，他不再关心面前的患者是村里的谁，失去了建立人格化信任的动力。

（三）营利机制退化为赚钱机制

在我国医疗制度改革和完善的过程中，医院的营利机制该如何调整一直是医改中的关键挑战之一。改革开放后，医院的营利机制在药品加成、耗材加成等的影响下，朝着偏离公益性轨道的方向越走越远，最终导致药品价格虚高，百姓"看病贵"的现象愈演愈烈，这也对基层医生充满了考验。以第三代朱医生为例，当其身处其中，难以通过为患者提供高质量的医疗服务来获得日常收入时，可能就会在药品和耗材加成诱惑下，滑入到为患者"多开药、多开检查"的深渊中。当医生或医院依靠加成生存时，虽然眼下成为既得利益者，但长远看来患者利益的损失、医患信任关系的破坏，会在未来成为矛盾的爆发点。这也是造成医生弱化对患者负责、医院的运转机制扭曲的第三个原因。

政府相关部门也逐渐认识到这一问题的严重性。2012年4月，国务院办公厅印发了《深化医药卫生体制改革2012年主要工作安排》[①]的通知，通知声明公办医院改革将取消药品加成。2017年，国家发展和改革委员会《关于全面深化价格机制改革的意见》[②]中明确指出，巩固取消药品加成成果，进一步取消

---

① 中华人民共和国中央人民政府. 深化医药卫生体制改革2012年主要工作安排. ［EB/OL］.（2012-04-14）［2023-09-07］. https://www.gov.cn/gongbao/content/2012/content_2121700.htm

② 中华人民共和国国家发展和改革委员会. 关于全面深化价格机制改革的意见. ［EB/OL］.（2017-11-08）［2023-09-07］. https://www.ndrc.gov.cn/xxgk/zcfb/tz/201711/t20171110_962590.html

医用耗材加成，优化调整医疗服务价格。同时，医保部门也在全国试点DRG付费、DIP付费等新型医保支付方式。这些做法虽然缓解了老百姓"看病贵"的压力，但却没有从根本上解决如何"以医养医"的问题，也没有直接针对性解决前文谈到的"基层医疗机制导致的对上负责取代对患者负责"和"医生丧失对患者负责的基础"两大问题。

三、现代基层健康服务体系暴露的问题

由于上述三大原因，一系列连锁反应接踵而至，这些现象进一步暴露了现代基层医疗的种种问题，医生与患者的互动关系逐渐陷入恶性循环，基层医疗卫生服务体系形成负能量的循环往复。

（一）导致的根本性结果：信任进一步退化

回到基层医疗卫生服务体系的核心议题，在传统的基层医疗卫生服务中，乡村医生服务被广泛接受，这得益于他们实行的双轮驱动机制，为医患关系注入双重信任。然而，现代基层医疗卫生服务中，对上负责的机制逐渐取代对患者负责的运转机制后，这无疑破坏了原来的双轮驱动机制，尤其是软性服务轮子的丢失，医生没有动力为患者提供温暖、耐心、负责的软性服务。

这一变化为医患关系的改变埋下伏笔，使原本奠基颇深的双重信任土壤开始"水土流失"，双重信任退化为单一的信任关系。换言之，人格化信任的基础——软性轮子已经消失，基于人与人之间互动关系形成的人格化信任关系不复存在，剩下的只是基于对医生技术认可形成的制度化信任关系。

但是，在现代医疗卫生服务领域中，制度化信任关系是极度脆弱的。因为相较其他行业，医疗本身就存在更高的风险系数，当信任土壤变薄之后，一旦出现风险，现有的缓冲保护难以让医疗冲突平稳着陆，常常使医生陷入困境，甚至导致医患双方双输的局面。为了尽可能规避风险，医生从一开始就严格按照制度要求的流程规范操作，比如各个环节都需要患者签字，明确风险与责任，诊疗过程中不出现任何一个违反程序的环节。然而，医疗领域是一个信息严重不对称的行业，医生所掌握的医学专业知识是一般患者难以掌握和理解的。若医生只关注程序正确而忽视信任关系建立，则患者虽然表面按照医生要求，听取风险事项、在告知书上签字、排队检查，但他是被医生牵着走，他的内心状态是被动的，他认为自己是为了看病不得不这样做的。当他不理解又不

得不配合时，出现风险时就会自然地产生怀疑：是否医生和医院的流程化做法以及制度规定的潜在含义都是为了规避风险、推卸责任？患者一旦产生了这种怀疑就意味着制度化信任的失灵。

与传统医疗卫生服务相比，现代基层医疗服务体系双重信任的基础被简化成为单一的制度化信任，在风险面前，单薄的制度化信任极其容易垮塌。这就不难理解为何医患之间的信任关系如此脆弱，为何医患关系常常陷入紧张的境地。

（二）具体体现

对根本性结果的解读看似解答了医疗卫生服务体系的诸多问题，然而这只是冰山一角，现实中还有许多具体体现。

1. 医生：三合一动机的倒塌　前文已经多次提到，传统的乡村医生在乡土社会中，作为一个服务提供者的营利、技术精进和美德动机可以做到三者合一、实现自洽，但现在却面临三者整体崩塌的困境。基层医生收入偏低，且并非依靠患者，而是国家财政供养。因此，追求患者满意以实现营利的动机丧失了，间接导致医生缺乏践行医者仁心美德的意愿，也不再会珍视不断精进医术以获得患者满意的价值。

或许有人质疑：医生何以如此功利？我们应当正视医生职业，物质性的需求是人们生存的基础，人们对物质性的需求常常决定人生的事业追求和美德追求的方向。尽管有少数人可以超越物质追求，让美德和事业感单独运行，但绝大多数人的三重动机存在相互依赖的关系。在现行机制下，医生无法将"对患者负责"作为首要目标，而以"不出错"或"多完成考核指标"为主要目标时，这三重动机可能全部丧失。尽管本章只讲述了第三代朱医生丢失动机的故事，但不难看出，这种现象很可能普遍存在，它是遵循公共管理的运作规律发生的。

近年来，学界也经常围绕"基层医疗卫生服务机构员工激励困境"的问题开展研究，有文章指出，公办医院员工出现职业倦怠的原因有：一是薪酬水平偏低；二是基层医疗卫生服务机构层级较少，员工晋升发展的空间较小；三是工作压力偏大，包括工作时间长，偶尔还有医患矛盾发生；四是绩效考核公平性欠缺且流于形式；五是专业成长机制缺乏；六是缺少来自医院的人文关怀等[①]。

　　将上述原因归结起来，就是三根支撑医生的柱子轰然倒塌，但这是机制的问题，不是基层本身导致的。原因如下：首先，在传统乡土社会中，朱医生的祖辈和父辈工作压力可能更大，每天披星戴月地奔走出诊，这种辛劳反而成为一种激励。其次，乡村医生没有任何晋升空间，但并未阻碍乡村医生对于专业成长和事业感的追求。当下的紧要问题是要找到医生缺失工作激励的真正原因。

　　2. 患者的利益受损　这样的运作机制给患者带来明显的利益损失，医患矛盾增加和激化本身就揭示了患者对医生或对医疗服务不满意。政府一直在努力改善医患关系，为何患者仍对医疗服务的现状感到不满？前文谈到，医疗服务原本应该为患者提供医疗技术与软性服务，即双轮驱动，现在软性服务的轮子丢失了，换言之医疗服务原本应该为患者提供两种服务——医疗技术与软性服务。如今仅剩下医疗技术，因而患者的不满意则是情理之中的。

　　那么，软性服务究竟有多重要？在调研走访中，不止一位医生谈到，生病后患者心理表现为焦虑、恐惧的状态，身心都需要得到康复。需要有人陪伴他们共同面对困难，但这个需要很难被满足。2021年，一项发表在《清华社会学评论》的社会学研究，借助了3000多家医院的数据分析，发现患者满意度更受患者与护士之间沟通的影响，而非医疗技术的质量，因为后者难以被患者所察觉。换句话说，医生如何"说"有时比如何"做"更重要，但并不意味着医生可以空口无凭地说，而是要在硬性的技术到位之后，通过患者与医生的沟通来判断医生是不是真心关爱患者。医生和患者的沟通实际上就体现在医生是否愿意回应患者的问题，是否愿意站在患者的角度来回应，还是态度冷漠地敷衍了事，这两种做法[②]有天壤之别。最后的结论是"说"比"做"更重要，这也证明了软性服务比硬性服务更重要，当缺少软性服务时，患者的满意来源就缺少了极为重要的支撑。

　　除此之外，在"公益性回归"这一备受争议的问题上，也有学者深度剖析了软性服务的重要性。国家一直倡导的医疗回归公益性究竟是何含义？医院

　　① 陈美琴. 突破基层公办医院员工激励困境［J］. 人力资源，2023（2）：100-101.
　　② 陈心想，克里斯托巴·杨格. 让患者满意，"说"比"做"重要？——基于美国医疗的经验研究［J］. 清华社会学评论，2021（1）：135-159.

与患者对此有不同的理解，且尚未达成共识[①]。医院认为的公益性等同于慈善，即为无力承担医疗费的患者减免费用，或寻求基金会等渠道对其资助，纾难解困。而患者所认为的公益性，按照重要程度排序依次是医院的服务水平、态度友好度、技术水平先进性、治疗有效度、就医费用合理性、过度检查程度、排队时间合理性等。这说明患者对于医院是否具备公益性的感知，取决于医院软性服务的情况。如果软性服务缺失，即便医院的硬件设施再完善，医疗服务的人文关怀精神仍然匮乏、无法落地。真正体现出医院关爱患者、为人民服务的精神，在于医院和患者之间的友好度、医生站在患者角度来提供服务的程度。当下，患者最根本的需求点仍未得到充分满足。这种矛盾的根源不在于医生和医院身上，需要进一步追溯。

3. 医患关系的恶化　医患冲突的原因，若不从人文精神、公共管理或社会工作等多专业角度剖析，仅从医疗体系审视，容易得出表面性的结论，甚至这些结论是与现实所背离的。有些研究将医患关系的恶化归因于：卫生资源配置不均衡；医疗行为监督力度不足；医疗行为风险管理制度不健全；医疗保障程度亟待提升；医生工作压力和强度过大；医疗导向不合理，市场化趋势加剧；医务工作者人格特质的差异（如性格内向的医生导致沟通不畅）；对诊疗结果的期望过高；患者的认知和修养存在差异，部分患者认知水平较低；患者对医疗过程参与意识增强；媒体报道的影响等。但这都是表面原因，不能止步于此，必须找到深层次的原因。

医患冲突深层次原因，实则源于现代基层医疗服务体系的运作机制错位，医生对上负责、对行政体系负责，而不是对患者负责。应如何解决此问题？加大考核力度的方法很难彻底解决问题，甚至可能导致机制陷入恶性循环，关键在于重塑对患者负责的机制。

4. 医疗服务的重心上移　在上述问题的综合作用之下，基层医疗卫生服务出现了重心上移的现象。为了证明这一现象的逻辑机制，以下提出两个假设。

首先，一旦基层的人格化信任破裂，人们更倾向前往大医院就医。尽管普通民众与大医院也未建立人格化信任关系，但人们会选择医疗水平相对较高的

---

① 董建坤，钱辉，张大亮，等. 浙江省医院与患者对医疗机构公益性认知的差异研究［J］. 医学与社会，2022，35（4）：12-17.

医院。换句话来说，如果在基层医疗卫生服务机构建立起人格化信任，比如医患关系更加熟悉，患者认为医生是真心为他们着想，那么人们实际上会更愿意在此接受诊疗服务。一个普遍的经验是，如果自己家中有亲戚朋友是医生或护士，哪怕他们的医疗水平非常一般，人们也通常愿意咨询他们，听取他们的建议，因为熟人通常态度友好且真诚。因此，这个假设也从侧面解释了为什么许多基层医疗卫生服务机构距离近，设施齐全，医生数量充足，却门可罗雀，服务不饱和，无论大病小病人们都要舍近求远去三级医院。

其次，人格化信任破裂间接导致公共卫生服务以及家庭医生签约服务流于形式，很难落到实处。为什么这些"为群众好"的基本公共卫生服务、家庭医生签约服务等制度不能落实呢？其实原因还要说回人格化信任的断裂，新闻曾爆料出基层医疗卫生服务机构造假，居民"被签约"或"签约后不知道家庭医生是谁"。尽管如此，许多人并不在意，因为人们没有寄希望于与家庭医生建立起深厚的信任关系。然而，如果人们认识自己的家庭医生，并与他们保持密切关系和频繁的交流，患病寻求治疗时一定会主动联系家庭医生。因此基本公共卫生服务、家庭医生签约服务是否能落实到位取决于人格化信任是否得以建立。

四、问题的确认与分析框架

通过本章的分析，首先确认出基层医疗健康服务体系出现的问题，进而作出初步的诊断，为后续篇章的分析提供基础框架。

（一）三个基础性问题

第一，基层留不住患者。由于人们对于基层健康服务体系的信任度下降，从而更愿意选择到大医院就诊。基层医院的特长是，在人格化信任基础上的便利化就医，如果缺失了这一点，基层医院就失去了它们的比较优势。

第二，医患关系紧张。医患关系已经不再是一种互惠式关系，医生也不再是一种三合一的职业体系；双轮驱动式的服务模式崩塌，取而代之的是患者对医生的不信任和医生对患者的防范。这一点不是基层健康服务机构独有的，但如果基层也陷入到这一境地，则会损害医疗服务的根系。

第三，基本公共卫生服务和家庭医生签约服务未落到实处。由于人格化信任的失去，在基层公共卫生服务体系中和家庭医生签约的医疗服务关系中，形式主义大于实质意义。

（二）更深层的追问：医患关系该怎样建设

面对以上三个基础性问题，一个更深层次的追问是：在健康服务体系发展到如今的时代，新型的医患关系该怎样建立？我们是否必须陷入非此即彼的困境，要么退回到原本的乡土社会让医患信任关系重新恢复，要么进入现代社会，却让医患关系陷入紧张甚至冲突的泥潭？

答案自然可以选择前者。例如，从理论和实践中都可以看到，让医生仍然在乡土中的根基不变，然后再将体制内的资源自上而下递送到根部，形成一种"滋根"的作用模式。但在前行的路上，我们更希望在现代医疗体制中找到一种解法，它不再依托于熟人社会，不再必须依托于双方长久生活建构出来的生活共同体为根基。

或许，现代医务社工是一个理想的答案。但它是什么样子的？又该是以怎样的机制来发挥作用呢？

（三）需要从整体机制上找原因

1. 一个根本性变革的前沿 虽然从乡村医生到现代基层健康服务体制产生了断裂，诸多问题由此产生，但我们更愿意从社会进步的角度来看待这些问题。如果暂且放弃求全责备的标准，则可以看到以下成就：第一，基层医生的整个职业生涯更具有保障，尤其是在当下社会保障的新要求背景下加以考察；第二，公众看病的硬件设施也更为先进和完备；第三，基层健康服务的内容与制度都更加全面，包括先进便捷的诊疗服务、基本公共卫生服务等，都成为医疗政策引领和推动实施的新方向。除这3个方面之外，唯独缺少的是新型医患关系模式的建构，这里是当下最为迫切且关键的补缺地带。

2. 过渡期的特有阵痛 可以将上述问题解读为从传统到现代转型中的阵痛。之所以会出现阵痛，根源就在于国家对整个医疗公共服务向前推进的希望，都寄托在政府相关部门这里。包括社会公众对于医疗福利状况的改善的诉求，会投放到政府这里；专家学者将相关的建议递送到政府这里；政府本身也义无反顾地承担起了近乎于唯一责任主体的角色。

党的十八大以来，我国明确把保障人民健康放在优先发展的战略位置，将"以治病为中心"转变为"以人民健康为中心"，在此方针政策的指导下，政府出台了一系列的重要改革举措。比如，政府逐步构建有序的就医和诊疗新格局，分级诊疗政策出台并推行，同时政府大力推动基层医疗卫生服务机构基础设施建设和医务人员能力提升以完善基层健康服务体系；又如，政府统筹完善医疗保障制度和药品供应保障制度，推动医保支付方式、药品价格及医疗服务价格改革、医务人员薪酬与保障等的改进。

与此同时，更多的基层健康服务职能也被纳入到体制内，比如基层公共卫生服务体系的建设与推进，通过提升基层健康服务水平，改善居民健康状况。

而恰恰是这样一整套的做法，其含义是我们只是向前行走了半步，而不是一步，问题恰恰出在"半步"这里。

3. 需要从公共管理的学科角度来考虑　要有效回答这一问题，需要进入到公共管理的学科之内系统分析。从公共管理的学科角度来考虑，诸如医疗健康服务这类公共服务的供给，其理想模式需要由社会中的三个部门来共同承担，这三个部门分别是体制内、市场（主体是企业）和社会部门（主体是社会组织），三者之间的均衡是公共服务提供的理想目标。而三者之间的偏离，尤其是当重心严重偏向体质内时，公共服务提供中的诸多问题就会高发。回顾乡土医疗服务，其中正是医生的医德追求、能力成长或事业心追求以及经济利益的追求形成了三合一的有机结构，才使得双轮驱动的模式能成功运转。

但在现代医疗公共服务的供给机制中，三个部门的发育有先有后、参差不齐，其均衡状态的实现更是存在着一段较长的距离。

4. 三套机制完善之后，新型医患关系才能建构起来　这是本书的一个重要结论：在建构新型医患关系和双轮驱动机制之前，首先应该进行现代医疗服务体系中的体制内＋市场＋社会三个部门机制的完善，而不能是体制内的一家独大；甚至在未来，市场与社会都更为重要。如同在传统乡土医疗服务体系中一样，需要三种机制的合而为一，才能够让医院与医生具有动机，将患者的选择作为第一位而看待。不管是传统医疗还是现代医疗，这都是信任关系建构的前提。

因而，新型医患关系的建立，既要考察它是什么（比如它是某种特定的医务社工面貌），还需要考察它建立的前提。于是，本书的一级主题是在回答新型健康服务的模样；接下来借助于对一级主题的探索，自然引出了二级主题。不回答二级主题上的问题，就难以单独回答一级问题。

（四）三种机制的协同发育至关重要

这是二级主题上的话题，它试图回答，现代医疗服务体系为什么需要经历阵痛？为什么在体制内大量投入的基础上，还需要市场与社会部门的发育。

1. 社会部门是建构新型服务关系的基石　相较于政府力量和市场力量，社会力量的发育最为滞后，但它的重要性却并非排在如此靠后的位置上。在社会力量中，有公益组织的慈善贡献，以及（或尤其是）它们在政策与机制方面的特殊贡献；还有它们代表患者以集体的方式追求与医疗服务方的双赢（这一点有些类似于成功的业主委员会）；还有诸多的社会服务机构在将患者与医方纳为一体后的多种多样的服务模式。

2. 市场部门需要继续前行　市场机制并不等于"唯利是图"，一个健康发育的市场，一定是建立在充分尊重患者选择的基础上的。

但市场可以退化，一种坑害消费者的市场会在市场发育的初期，在社会部门发育极不完善且行政力量过多地混入市场体系社会部门之时，更经常地出现。而在这个时候，我们更倾向于从一个不完善的市场萌芽，又退回到体制内主导的状态下。与此相反，需要为市场提供换一个更好的社会部门的外在环境，且政府也为市场提供一个更完善的法律基础与运作条件，让市场逐渐进入其本来的样子。

下一篇中第四章将讨论理想市场的模样，其中医患双方追求共赢是市场的精髓；这样的背景，才是形成新型医患关系的沃土。

3. 体制内的比重要适度　在医疗服务从传统向现代推进的过程中，以及在人们对于减轻医疗负担的期待中，政府被寄予了厚望。而政府又被约等于体制内，因而体制内的比重会快速增加。但同样目的的满足，未必一定通过体制内的方式来实现，市场与社会两个部门可以起到更有效的作用。

如同本章上述分析中看到的，通过科层体系公共服务潜藏着大量的风险因子，服务的效率、机制的激活、责任的承担机制等，都有明显的不足。其实，同样是政府的福利递送，是可以通过更多样化的方式实现的。

4. 政府是整体统领者：不能退化到"运动场"上　三个部门既要发育，又要融合。在这种背景下，就对政府提出了一个很高的要求：它需要成为一个统领者，并位于三个部门之上。在这一判断中，不再把政府等同于体制内。体制内是三个部门之一，市场是部门之二，社会则是第三个部门。政府需要站在三个部门之上的一个统领者的位置上。

这里对政府部门提出了明确的期待，政府需要强调"引领"二字，并将更多的实质性责任，归位到类似于市场与社会部门这里。

（五）一个系统化的考察

至此为止，我们应该有一个系统观。整体的运作趋势是：在医疗公共服务从传统转型为现代的过程中，信任链条中断。在传统的双轮驱动模式消失之后，现代医疗服务体系会获得制度健全、设备齐全、专业化水平提高的优势，但唯独人和人之间的软性胜任关系断裂。而正是这种信任关系，在决定着人们是否将医疗服务的重心放在基层，决定家庭医生制度是否能够建立起来，决定现代公共卫生服务体系是否能得到实质性的落实。也正是这种信任关系，在决定我们更先进的设备设施和专业能力是否能真正起到为患者发挥作用的目的。

但我们却是以积极的、建构性的视角来审视这种断裂的，并认为通过以下三个层级的工作，可以解决当下的问题，将医疗公共服务提高到一个符合时代要求的新层面上。

其中第一个层面便是政府的统领。具体内容包括，政府支持引导社会各组分、各机制的发育；引导三个部门之间呈现为一个融合和建构性的关系。第二层面便是市场、社会和体制内三个部门的各自发育，让它们进入到各自的理想模式之中。第三个层面则是具体到医院内部，让医患关系进入新型的关系模式。这种模式拥有人格化信任的特点，但又不同于传统的熟人社会，医务社工在这里将会起到关键的作用。这是本书关注的最核心目标。

以上三个层级又是相互依存的关系。其中第三层级的满足，又需要第二层级的逐渐成型。这是十分关键的一步，不然就很难单独讨论医务社工的技术手法与服务模式。而第二层级的完善，则又需要一个有作为的政府。因而，最终重心下沉至下部，但就起作用的重要程度而言，则是越往上越重要。

在本书接下来的篇章中，第二篇则通过案例呈现和分析，把一个理想的市场和社会机制各自是什么样子的，呈现出一个基本轮廓。在接下来第三篇中，则讨论现代医疗服务体系中，社会服务有效建构的手法。本书的第四篇则通过一些社会组织的发育来呈现出机制完善的最新进展，三个部门的有效融合该是什么样子，以及政府在这里所可以发挥的作用等。

第二篇
回溯根源：从运作机制上寻解

在从传统的乡土医疗服务进入现代医疗服务的过程中，呈现的是三种机制并存的局面，即政府主导、市场驱动和公益组织引领的社会化运作。然而，市场化与社会化两大机制尚待深度挖掘，模式尚未明晰，成长空间有限。本篇将通过两章的篇幅，论证市场化提供和社会化运作两种机制中蕴藏着未来解决问题的希望。

第三章 公益性医疗专家的特殊努力

与前一章相同，本章关注的视角主要放在体制内医生的身上，通过案例的呈现与分析，我们得出了结论。但这是与前一章截然相反的结论，即一些体制内的医生，尽管在工作与考核的压力下，仍可以做到实实在在地对患者负责，甚至成为体制内倡导的道德模范或先进典型。

这种前后矛盾的结论引发了人们更深入的思考。实际上，本章案例中所呈现的好医生颇具价值的做法已经超越于其自身所处的体制内，并且明显延伸于医疗机构之外、社区之中，落地到服务对象的自组织中，甚至是独立法人性质的专业化基金会中。两位医生的优秀做法存在共性——借助于社会化运作的方式才得以实现。其中的原因究竟是什么？社会化运作作为一种与体制内运作不同的方式，其独有的优势又是什么？

一、陈医生和她的患者小组

陈医生是一名在乡镇卫生院工作的普通女乡村医生，也是她所在医疗机构公卫科的业务骨干。我们呈现陈医生的故事，并非按照传统思维方式将其视为体制内的典范代表，推广这种做法，而是将其视为客观的事实，旨在深入剖析背后的道理与启示。

（一）案例的呈现

1. 人格化信任的建立　陈医生的主要职责是开展本乡镇基本公共卫生服务项目中肺结核患者的健康管理工作，即对辖区内常住人口中的肺结核患者提供入户随访、督导服药和随访管理、实施分类干预、结案评估等服务，对疑似肺结核患者进行筛查及推介转诊服务。

陈医生刚开始为结核病患者提供服务时，就遭遇了难度很大的挑战。尽管她积极与患者联系，但患者常常拒绝接受她的服务。据陈医生描述，有些患者拿拐棍赶她，甚至放家中养的狗咬她。如此极端的反应背后的原因是，在乡土社会中，患者通常不希望自己的病情被他人知晓，尤其是患上传染病，他们担心被邻居嫌弃或受到污名化。然而，根据国家基本公共卫生服务规范要求，医生必须上门随访，这就使得如何在随访时让患者愿意开门并接受服务成为公卫科医生必须面对的问题。

为了解决这个问题，陈医生尝试了许多方法。陈医生探望的第一位结核病患者态度恶劣、放狗咬她，尽管感到困惑和委屈，但她并没有放弃。既然患者无法沟通，就先从"唠家常"开始。患者家人见陈医生性情和善，没有恶意，就愿意沟通交流了。陈医生趁机说明来意并打探了患者的情况，患者家属被感动，从而态度改变，陈医生抓住机会进一步拉近关系"从现在开始，我就是你们家里的常客了"。

当陈医生听说这位患者被县医院转送到防疫站接受治疗时就立即去探望，并每天为其买早餐，与他交流，逗他开心，同时也解释自己的工作内容，告诉患者："结核病用规范治疗方法可以治好，你不要害怕。得病是人之常情，没人会笑话你。"经过多次的沟通，患者逐渐克服了心理障碍，接受陈医生开展入户随访。陈医生还帮助患者克服用药困难，督促他按时服药，直到他身体恢复健康。陈医生说："我把患者当作亲人一样对待，所以面对他们时就会像自己生病一样去考虑问题。"当问及其是否害怕被传染时，其坦言道："我自身的职责就是救死扶伤，传染的风险是有的，但仍要去做，干这一工作不可能说不做就不做。"现在这位患者的病情得到控制，他已经停药，各种随访和复查也都没有问题。

2. 建立患者小组　陈医生的工作逐渐显现出成效，但若每个患者都采用一对一的方式，她的精力将无法满足众多需求，同时也会感受到无尽的疲惫感。因此，她开始思考是否可以将患者或者居民组织起来提供统一服务，一种新的工作思路开始在她心中酝酿而生。

一方面，陈医生开始在村庄中组织健康知识讲座，围绕人们感兴趣的慢病、传染病知识等主题展开，讲解如何对待此类疾病、改变生活习惯、如何照护患病的亲属。讲座的同时还结合义诊，吸引了大量老年人的参与。

另一方面，陈医生开始尝试将慢病或传染病患者组织到一起开展小组服务工作，让患者群体可以相互交流与支持，共同面对疾病。前期的一对一服务和健康讲座已经使陈医生在乡村中与人们建立起了一定的信任关系，许多患者愿意加入线上的微信小组，观看陈医生发送的疾病防治与健康生活的视频，也会沟通与交流疾病相关信息。在此基础上，她也准备逐步尝试将慢病患者集中到线下以聊天的形式了解患者的身体与心理状况，并引导他们根据自己的需求组织活动。未来随着线下实践的开展，有望发展出真正的患者自组织。

3. 良性关系进入医院　陈医生还联合机构的全科医生、社区护士和公卫人员牵头建立起家庭医生服务团队，为了尽可能节省团队全科医生的服务精力，减轻他们的工作压力，陈医生先带着护士入户走访了解患者的整体情况，并将患者按照疾病的轻重缓急与需要程度进行分类。对于健康情况较好、家庭医生需求不高的患者，陈医生就自己解决相应的问题；对于康复情况欠佳的患者，陈医生会将患者的身体情况连同心理与家庭状况收集起来反馈给团队中的全科医生，以便他们有针对性地为患者服务。

对于这部分患者，一部分会采取二次入户走访的方式，使家庭医生有针对性地上门提供服务；另一部分需要及时调药或再次诊疗的患者，则会直接来到乡镇卫生院或村级卫生所找到家庭医生二次就诊。

在二次入户或二次就诊中，陈医生几乎都会与家庭医生一起出现在患者身边，前期通过走访及小组服务与患者建立起来的信任关系在此可以延续，使医院中的医患关系也可以往良性的方向去建构。很多患者反馈："这样看病很省事，陈医生他们很熟悉我的病情，见到我过来赶快热心询问。"

（二）案例的初步分析：陈医生的做法是提升基层健康服务水平的出路吗

1. 问题是可以被解决的　回顾第一篇中所揭示出的问题：当乡村医生进入基层医疗卫生服务体系中后，体制内的管理与考评体系引导医生对上负责而不是对患者负责，最终导致双轮驱动机制的瓦解。但在本案例中，陈医生身上并未出现这样的问题，她反而成了体制内一个典型的对患者负责的优秀医生，全身心地投入责任感、奉献精神和爱心为患者服务。

此外，尽管陈医生身处乡镇卫生院而非村卫生室，她仍能深入村庄和家庭中为患者服务。更为难得的是，她将原本陌生的医患关系转化为一种新型的熟人关系，重新激活了人格化的信任关系，这与传统乡村医生的工作机制如出一辙。陈医生以一种真实的爱驱动"软性服务轮子"，不掺杂私利，使得这种信任关系更加打动人，更能体现人格化信任的精髓。从而将传统乡村医生服务中的双轮驱动机制，在体制内重新激活或生发出来。

呈现出双赢的局面：一方面，基层医疗卫生服务机构中的基础设施，使医疗服务水平更上一层楼，患者可以享受医疗硬件和技术提升带来的红利；另一方面，像陈医生这样在基层医疗卫生服务机构中继续遵从双轮驱动的机制，使患者的诊疗满意度直线攀升。

重新审视陈医生的案例，不难发现在基层医疗环境中，陈医生的做法只是个案，而非普遍现象。其案例价值在于揭示陈医生个案成功的条件，知晓这些条件实现的难易；如果将这些条件视为门槛，便可判断出多少比例的医生能够跨越这道门槛，重新在体制内实现双轮驱动机制。

2. 首要条件：突破体制内的屏障　陈医生的故事确实令人动容，但一个亟待解答的问题浮出水面：她是如何突破体制内的屏障的？比如，她不仅要面对医院自上而下的行政化管理，还要面对自己被赋予的特定角色定位。她本可以"当一天和尚撞一天钟"，又为何选择基于这一特定角色定位将自己激活，全身心投入为患者服务的道路上呢？读者或许好奇陈医生是不是医院的法人代表，或是一个医院里的业务骨干，得到院长的鼎力支持，因此某种程度上她将为患者服务和为医院发展合二为一；又或者猜测陈医生是一位格外有爱心或社会责任感的好医生，从而成为医生中的少数派，甚或可以用"凤毛麟角"来形容。

至于陈医生属于哪种情形倒不必过于深究，但发人深思的是，医生至少需要具备一些特定的条件来突破体制设定的那些壁垒，而不仅仅是享用制度提供的那些激励。

3. 第二条件：缩短与社区的距离　第二个条件源自基层医疗卫生机构医生的社会身份上浮。本案例中，陈医生可以"放下身段"，深入每个乡村社区，与患者打成一片。但能否真正融入社区并非来自行政指令强制性要求，而是取决于医生本人意愿。即便是有行政指令强制性要求，也只能在形式上限定，无法强求每个人都在实质层面付诸真心。

传统乡村医生本身就扎根于乡土社会之中，他们无须经历下沉的过程。而陈医生则不同，她并没有事先存在的人际关系网络。陈医生要与村民紧密联系就必须下沉村庄，重建自己的熟人关系，因此她最初的工作颇具挑战性。

陈医生面对数量众多、分布广泛的服务群体时，常常感到力不从心。对于陈医生而言，要解决这个问题就得有制度性的突破——建构线上和线下的患者自组织网络。通过这个网络，患者可以自助与互助，医生也可以更有效率的方式传递自己的服务内容。建构患者自组织是陈医生因心中之爱自愿的持续性的拓展，虽然偏离了陈医生本职工作角色定位，但却真实地解决了问题。由此可见，体制内的制度设计或许还有相当程度的完善空间。

在陈医生的个案中，人们看到了希望及实现希望所需的条件和跨越的门槛。或许，陈医生的成功难以复制，是对体制内运作机制的深度挑战。那更具潜力的出路究竟何在？

（三）案例的创造性分析：新的潜力空间

由于体制内运作机制很难解决双轮驱动的问题，以上分析并未开拓光明的道路。但对体制内运作机制的单向批判并不足以让我们乐观起来。本书旨在找到真正的出路。

答案必须跳出常规思维。实际上，本案例已经勾勒出以下几个潜力点：①体制内也存在像陈医生般的人，或许不是每个人都能做到完全像陈医生那样，但他们不同程度的爱心可以被激活和运用；②将与社区居民存在一定距离的医院和医生与社区需求以新的方式连接起来将会释放新的潜力；③在社会层面帮助患者建立自组织同样会产生新的潜能。

具备上述三个条件时，笔者尝试大胆地构想一种突破既有体制框架的新型社会机制。这可以是一种新型社会化运作主体，超越医疗机构也超越社区，如一家医务社会工作服务机构（以下简称"医务社工机构"），这是一种民办非企业性质的机构，拥有专门的社会工作人员致力于为患者和医护人员提供服务。

在服务运作方面，医务社工机构采用新型的工作方式：①以社会组织的身份加入进来，向上紧密连接医院和医生，向下与社区和居民建立良好的互动，从而打通双方的沟通渠道；②在社区层面组织服务对象，既满足患者服务需求，又提高服务效率；③与医院对接，将医生纳入平台上，以新机制开展活动激活医生内心的公益动机或自主行动的意愿。

若这样的新主体出现，意味着服务者、服务对象的资源可以整合到建构的新平台上，通过运作机制的调整，让其都呈现最佳的被激活状态。

以上展现出一种体制之外的社会组织运作体系，它包括横跨医院和社区的社工机构、患者自组织，还包括医生以专家身份推动成立的纯公益性的机构（比如基金会）。于是，社会组织为解决当下问题提供了积极的答案。

二、陈大夫和她的基金会

（一）案例的呈现

1. 从一位好医生到成立专业基金会　第二个案例的主角是另一位陈医生，一位备受患者信赖的好医生，为与上述案例的陈医生区分，本案例将其称为陈大夫。

陈大夫是某知名三级医院的主任医师，她擅长治疗一种罕见的疾病。过去，由于医生对这种疾病的认识不足，误诊率较高，导致很多患者得不到及时的治疗；患者术后的自我护理能力较弱，即使手术切除了病灶，愈后情况也不甚理想；患者治疗需要持续投入大量资金，为家庭带来了沉重的负担，所以也有人因无法负担医药费而放弃治疗。

在与患者接触的过程中，细心的陈大夫发现了这些问题，她决心不仅要给患者治病，还要帮助患者脱离困境。起初，陈大夫在医院内以个人形式帮助患者，提供心理疏导和经济援助。

心理疏导主要是通过善意互动让患者心理舒缓，以便更好地接受现状，陈大夫分享道："这种疾病被称为绿色癌症，不能被治愈，一位患者在确诊之后受到巨大的打击，觉得人生没有希望了，非常沮丧。但我不断开导他，接触久了以后，他可能被我打动了，希望积极治疗恢复，重新走出来。"

然而，个人力量的经济援助让她意识到了自己力量渺小："我曾遇到一位患者，我给他捐了大概7万块钱，捐完之后这个患者突然杳无音信了，也不知道这个钱是不是用于治疗的，我就开始思考以后还要不要再去帮助其他患者……"

机缘巧合之下，陈大夫了解到另一个帮助患者的渠道——美国一个专门针对这种疾病患者救助的基金会。她认为以专业化的公益服务去帮助患者比个人的零星行动更有效。她就将基金会的资料引入翻译并学习。"经过这两件事，我觉得可以在这方面做更多的事情，比如提高整体的诊疗水平，给患者提供更好的服务，包括让患者更好地回归原来的生活。"陈大夫决心要正式注册成立一家基金会，以专业化的方式帮助患者。她联合两位好友在浙江正式注册成立了一家患者援助基金会。

2. 从一般化帮助到引导患者自我组织起来　陈大夫的基金会成立以后主

要开展以下几方面的工作。

第一，为专科医护人员开展此类疾病诊治相关的培训项目，包括病理医生培训、专科医生培训和国际研讨论坛。切实帮助医生提高疾病诊疗水平，降低误诊率，提升治愈率。国内越来越多的医生通过培训项目汇聚到了基金会中，陈大夫的团队则根据医生们的基本信息绘制了一个"医生地图"，涵盖了医生的姓名、所在的医院、科室、擅长诊断的疾病类型等内容。患者只要登录基金会的官网、小程序或微信公众号进行搜索就可以找到自己需要的医生。

第二，招募并培训认同基金会理念和使命的志愿者。志愿者进入相应的项目医院为确诊患者提供专业的就诊指导，并发放健康包，帮助患者做好诊疗准备。患者得到志愿者的帮助和指导，能够快速地认识并逐渐接纳疾病，很多患者表示"这份材料于我如久旱逢甘霖，从认识疾病到自我管理都能给予正确的指导"。

第三，由各地一小批积极活跃的患者及其医护人员共同发起组织建立患者同行站。同行站旨在将愿意为患者提供帮助的医护志愿者和积极的患者及其家属聚集起来，对更多的患者提供同伴支持，与患者同行，陪伴他们面对和治疗疾病，帮助他们接纳自己，渡过难关。同行站的服务内容包括：为患者解答与疾病相关的问题，消除疑惑；提供患者之间日常交流病情的平台；通过有效信息整合使医生更好地关注患者。通过上述服务达到提升患者治疗的依从性和改善医患关系等目标。同伴的帮助与支持让患者树立信心并形成正确面对疾病的态度，为患者带来"生"的希望。同行站中的一个患者说道："这个病确实很严重，在这里看见有这么多人能克服，能走出来，我也觉得有希望。"

各同行站的活动形式多样，也根据实际情况发展出不同形态的小组（比如线上小组等），但其核心就是集中患者进行不同层次的交流，通过交流将患者分类后，引入医生到现场为同类型的患者解答问题、提供心理与治疗方面的支持。

第四，将患者及其家庭汇聚一堂，举办一年一度的夏令营。夏令营旨在帮助患者及家属深入了解疾病、接纳疾病、结识同伴，学习借鉴其他家庭的经验，增强病友间的支持力。陈大夫的团队发现患者及家属能在夏令营中找到归属感、敞开心扉，甚至自发组织起来相互扶持。

3. 同行站成为基金会为患者服务最深化的形式　建立同行站这一前沿理念借鉴了国外的优秀实践，在此基础上，基金会根据自身实践探索，孕育出一套适合本土患者的行动体系。同行站的建立意味着医生对患者的帮助从单一的医疗领域拓展至三个层面。

第一，医生将帮助患者的范围从单纯的诊疗，扩展到协助建立患者自组织。同行站作为满足患者需求的互助组织，是在医生的帮助下建立的。陈大夫建立的基金会，其最高行动目标之一便是协助各个的城市建立上述患者互助体系，使患者之间能够实现互助与社会支持体系的建构。

第二，医生通过参与同行站活动对患者的专业帮助范围从院内扩展到院外。患者出院并不意味着他们身体的彻底康复，还需要在日常生活中长期康复和保健。既往医生难以参与患者的院外康复和保健，同行站活动中，医生通过参与活动和交流，为院外康复的患者提供专业化的帮助。

第三，医生通过同行站对患者的帮助可以从疾病诊疗延伸到全人康复。这包括患者出院之后如何让人格回归，如何维持持续健康的社会关系，甚至还包括关于人与疾病、人与生存的深度思考。尽管这些未必是医生的特长，但他们可以加入临床诊疗的视角，同时聘请社会服务专业的人士（比如医务社工）共同提供专业化支持。

（二）案例分析

1. 两位陈医生的故事异曲同工　陈大夫的基金会与陈医生的患者小组呈现的做法与所揭示的道理大同小异，即身处体制内的医生如何基于自身环境实现一定程度的突破和创新，在体制外构建一套新的服务机制。这套服务机制充分体现了社会化运作的精髓，展示出体制内的医疗健康服务如何借助社会互补机制弥补自身的不足。两个案例的原理与启发相同，无须再赘述，读者应更多地关注两个案例之间的差异及由此推导出的延伸性原理。

2. 下沉社区实现人格化信任　第一个案例中，陈医生深入社区，是与村民们建立紧密连接。但第二个案例中所谓的"深入社区"有着不同的含义，并不是指城市和乡村的社区，而是同类疾病患者共同体意义上的社区（也可称之为社群）。医生走出医院为患者提供落地服务，可以通过建立和进入同行站的方式来实现。同行站与乡村患者所赖以生存的村庄都是服务对象的生活空间，最终都要以自组织的形式存在。医生可以借助于患者自组织来提供服务。

借助于同行站提供的服务，包括对患者疾病诊疗的咨询建议（即硬性服务），也涵盖建立人格化信任关系的软性互动（即软性服务）。这里尤其需要关注的是，在走出医院进入同行站时，医生与患者之间的关系才开始展示出深度交融的信任状态，从而提升了服务的深度和综合化程度。原因在于，医生以志愿者的身份进入同行站，展现出与患者共同面对问题、解决问题的伙伴形象，能够轻松地与患者交流，也更愿意站在患者的角度详细阐述病因和病情。这样的互动使得医患关系越发亲密。患者分享自身感受："我们更像是联合起来，并肩去面对疾病，更好地管理好自己的身体。"

3. 医院内双轮驱动机制的复原　尽管本案例中陈大夫所在的医院为三级医院，并非本书主要讨论的基层医疗卫生服务机构。但把志愿者（包含医护志愿者、患者身份的志愿者和其他类型的志愿者）引入到三级医院的医疗服务流程中，复原软性服务，其示范意义更为深远。

在本案例中，陈大夫的基金会其中一项服务内容恰好是让志愿者尤其是患者及家属志愿者，在专业医生的统一安排下进入医院嵌入诊疗流程中，以既有诊疗服务流程为框架，以同行站或其他软性服务为患者解除心理痛苦作为补充，复原院内的双轮驱动。

4. 社会化平台作用的充分展现　在本案例中，陈大夫已将工作体系建构为独立法人性质的基金会，可向社会广泛筹集资源，聘请专业团队进行专业化运作，而陈大夫则只需要以理事长的身份掌控整体发展方向、筹集资金等相关事宜。

分析第一个案例时谈到，在社会化运作平台的统领之下，三个潜力可以全部激活并整合：一是连接医疗卫生服务机构和社区；二是患者自我组织起来提高服务效率；三是医生在该社会化运转的平台上解绑运作机制。陈大夫的基金会则恰好起到平台的作用，将三个潜力点汇集一处。

首先，基金会可以统一纳入专业医生（包括陈大夫及其他的专业人才），与患者自组织体系建立链接，从而形成专业医生落地化服务模式；其次，患者自组织被寄予重望，开发和利用患者自组织的潜力需要借助基金会主体；最后，像陈大夫作为医院和科室领导等关键角色的医生，在基金会平台上处于激活状态，这在院内是无法实现的。

稍作夸张地勾勒出社会化运作机制：基金会作为患者所需社会服务的统筹平台，包含患者自组织、志愿者及其他渠道的专业人才，以及专业诊疗服务等。实际上，这是将医院与基金会的角色互换，这种新格局才能真正体现出社会化机制本身的重要性。

三、服务提供制度相关分析

（一）上升到理论的高度上

1. 进入服务提供制度的讨论　本篇第一章提供的特定解决方案，则在于突破组织机构的形态束缚，将服务延伸到社会组织主导的运作机制中。

本章通过案例勾勒出了一幅社会化运作的草图，陈大夫的基金会作为一个社会化运转的平台，可以将医院和社区连接起来；可以纳入专家资源释放其潜力，解绑运作机制；还可以纳入患者自组织等社会化的力量，既可实现患者互动，也为医生服务拓展提供场所和支撑。

激活社会化运作平台不仅能激活医生的内在动机，还能激发医院的整体活力，上述案例也展示了基金会将志愿者引入院内的效果。由此可见，社会组织作为新型的运作机制，对体制内的运作体系具有某种改变和激活的作用与潜力。

2. 上升到理论分析层面：两大公共服务的提供主体　医生激励的解决之道是引入并推动社会组织的运作机制。实际上，政府与社会组织都是公共服务的提供方，社会组织大量出现之前，政府作为单一供给主体提供公共服务。当下，社会组织尤其是公益组织迅速崛起，构成与政府相互补充、相互促进的另一类公共服务供给主体。

尽管两大主体服务的内容与目标如出一辙，但其运作机制却大相径庭。第二章讨论了体制内的医疗服务如何引导医生对上负责、抑制其内在动机的发挥。而本章则通过案例分析展示社会组织的运作特点。关于社会组织运作机制的分析将在非营利组织管理的专业范畴之内构成一个独立专业，在此不展开讨论。社会组织的运作特点简要归总如下。

首先，社会组织的运作体系强调每个人都会追求自己特定的社会理念，以此实现自己的内在目标。这些目标可以激励人们为之努力并追求自己的价值。当一个人追求的目标具有远大的价值时，他将更有动力去行动，为实现这个目标付出更多的努力。在公立医疗卫生服务机构的话语体系中被表述为：一个好的医生应该具有奉献精神和为患者服务的意识，即被赋予一种强烈的道德色彩。

其次，社会组织作为独立运作的体系，具有自我设定和自主运作的特点，这使得它们能够更灵活地实现特定的目标追求。而政府的公共组织则不同，它们在接受上级资金拨付的同时，还需要接受相应的行为约束和结果考核。

最后，公益组织的项目官员和一线运作者都有相当程度的自主性，他们能够根据自己的判断和理解，自主地开展工作；公益组织则通过资源赋能项目官员和一线运作者，并为他们提供管理和服务。公益组织每位一线服务工作人员都能成为受自我内在动力驱动的工作主角和行动主体。

3. 理论的继续：三个部门的理论　医疗卫生服务性质比较特殊，兼具公共服务和私人服务的特点，呈现出混合或过渡的状态。在政府与社会组织之外，私人和企业有时也扮演着公共服务提供者的角色。

只要政府尽职尽责做好公共服务的把关者和兜底者，激活市场主体会达到意想不到的效果。政府、社会组织和企业三类主体可以共同提供医疗服务，满足不同层次的需求。这便是盛极一时的三个部门理论所阐述的道理。

（二）制度创新的潜力判断

本章通过详细呈现两个案例，向读者阐述了每位医生都有巨大的公益潜力，他们能够克服重重阻力和挑战，以一己之力建构新的组织类型，开辟新的运作空间，整合社会资源，使其中的患者全面受益。

同时，每位医生内心都有赚钱获得更好生活的动机，虽然程度各异，但每个人的功利心都不能被忽视。如何通过制度化的创新来激活和释放这种潜力，正是当下公共政策面临的挑战。以下两个场景将展示，社会化机制建立之后，可能释放潜力。

场景一：同一个人，两种不同的表达　某三级医院的科室主任跟随一家公益组织到边远地区去做志愿者，在那里他不收取报酬为唇腭裂患儿做手术，其善举感动了同行的大学生志愿者，他们感叹："这位著名的医疗专家，生活中，对每个人都平等相待、和蔼可亲；工作中，他的全身心投入和敬业精神令人钦佩。"

然而，当这些医疗专家回到他们本职工作时，却无法把这种热情带给需要面对的患者。这不禁引人思考：为什么在志愿者服务中展示如此高尚品质，在医院工作中却难以延续？

很多读者或许也有这样的医生朋友，他们在自己的专业领域内颇有建树。但令人遗憾的是，他们"对患者负责""以患者为中心"的理念在工作中体现得并不充分，转而遵循自保的生存原则。从如此具有专业能力的职业中，他们无法获得爱的回报或人生的价值感，令人感到痛心。

场景二：同一群人，两组不同的表达　对某市女医师协会的拜访调研，在与机构负责人敞开心扉畅谈中，听其如此表述协会的运作内容："协会致力组织女医师赴本市的一些边远区县进行义诊，就是为贫困农户提供志愿式的诊疗服务。"

这项公益活动与女医师协会的定位并非完全贴切，协会原本定位于为女医师提供相互交流、专业发展、个体支持等方面的平台，而不是仅仅组织志愿者服务活动。然而，她们表示，虽然因组织志愿者活动偏离了协会工作重心受到主管部门质疑，但她们仍愿意坚持，志愿活动最能体现她们的价值。她们作为职业女性，在事业有所成就时，更愿意去实现内心的社会价值感。

一个引人深思的问题浮现：她们在本职工作岗位上天天面对患者，这些患者中也有来自贫困地区，或虽然不在贫困地区，但仍是经济、心理或社会困境的人群，为什么她们还要在自己的职业领域之外，另辟一块公益的领地呢？无论答案如何，这些女医师的内心充满热情。因此，当前急迫的是，如何创造一个激活与展现能力，让潜力得以释放的新型社会机制的沃土。

（三）遇到的挑战分析

虽然社会化运作机制能够释放巨大的潜力，但新机制的激活与建构却并非易事，至少存在以下两个难点。

难点一：体制内外的非连续性　从体制内到体制外，新机制的建立并非一种连续的脉络。上述案例中，陈医生的患者组织和陈大夫的基金会看似从体制内生长出来，是体制内的身份和专业能力支持他们到体制外开辟的新疆域。但实际上，这只是同一个体在体制内外按照时间先后顺序的共存，并不是体制内支持其去体制外创业。

陈医生的患者组织是基于体制内的平台延伸出来的，且体制内外很好地融合。但这并不能证明她的做法在体制内得到了支持，如果是被支持的，一定会有更多的医生延续或效仿，而在现实当中采取这种做法的医生却十分稀少。

我们在调研过程中也遇到了另一位与陈医生做法类似的医生，但他拒绝进一步的交流。我们间接了解到背后的原因是他不想自己被贴上"好医生"的标签，也不想彰显和宣传自己在社区做的事情。深究其原因，可能是他在体制内的氛围下不想做"被枪打的出头鸟"，额外的做法可能会存在着诸多的风险，如引发不必要的争议影响职业的稳定等。

陈大夫的基金会虽然是在体制外建立的独立自主的平台，但她仍要慎重地在两个不同机制下寻找平衡。在体制外，她大刀阔斧地进行创新和尝试，体验着痛并快乐着的感觉；然而，回到体制内，她需要面对的是更多的责任和挑战，需要照顾好周边的人际关系，应对各种工作考核。她需要更加低调和谨慎地处理自己的言行举止，防范自己过于出风头的苗头，避免引起不必要的争议和纷争。

难点二：社会组织本身的驾驭难度　社会组织的创立和运作都是不小的难题。例如，基金会的创建看似只需要关注注册资金是否到位、服务运作是否能符合公益性要求，但仅满足这些基础性要求是远远不够的。

在现实中，基金会的成立只是开端，其需要不断地消耗资金以产生社会效益，因而需要持续筹集资金。筹集资金并非易事，社会公益的捐赠环境既受市场波动影响，又受人们捐赠理念的制约。很难预测其何时能进入相对理想的状态。至于整合更多专业人才资源和提升服务的专业能力，已不构成更大的挑战了。

幸运的是，当前社会发展速度惊人，无论是人们现代化意识的提升，还是公共政策瞄准方向和推进力度，都让人们对未来充满乐观预期：社会化运作机制将在医疗服务体系中占据重要地位。

本章探讨了社会组织作为提供主体所蕴含的巨大潜力；下一章将展示医疗服务的市场化提供主体及其运作机制，为读者带来更为积极深入的前瞻性思考。

第四章　医疗服务中的市场

　　市场是社会组织之外的另一种解决问题的机制，但其正处于争论的焦点位置。市场化做法与体制内的做法构成两种不同的选择倾向，市场化的做法在某种程度上恰好满足了"双轮驱动"的现代机制。

一、公益性与市场化之争

　　市场，如果从纯粹的伦理角度去看待，人们听到后的自然反应或许就是医疗服务能用于赚钱吗？如果将市场等同于赚钱，显然违背了大众关于公共服务性质的理解。然而，追溯至十年或二十年前，民营性质的医疗行业市场化运作，即通过医疗服务获取收益的医院和医生在当时如雨后春笋一般蓬勃发展。

　　关于市场的观点争论最为激烈的时刻是2009年国务院出台的《关于深化医药卫生体制改革的意见》[①]。该文件中存在两种强调：①强调政府责任，加大卫生事业的投入，促进公立医院公益性回归。公立医院公益性回归也是当时的主要格调，主要是针对医院过度注重营利，许多人将"医院赚钱"这类行为等同于"医疗服务市场化"，担忧长此以往医院会丧失公益性。基于前文所述，公立医院公益性涵盖体制内、医生和患者三方面的理解，患者与医生的理解并不一致。患者更看重医院具备"双轮驱动"的特质，即"硬性服务"和"软性服务"并行并重。大多数人所理解的"公益性"回归，倾向于医院要减少"营利"，全身心服务大众，但这样的"公益性"回归，反而导致"双轮驱动"的每个轮子都面临损坏的风险。②强调政府主导与发挥市场机制的作用相结合，鼓励社会资本办医，迅速扩大供给。虽然这一政策出台的背景中有观点质疑以往市场化改革的失败，但新政策并没有"堵住"或者否认市场化的道路，反而积极鼓励社会资本办医。这也进一步证实了新医改之后的大趋势是政府与市场双管齐下，共同发挥作用。

[①] https://www.gov.cn/govweb/gongbao/content/2009/content_1284372.htm

真实的情况究竟如何？对于这一问题的回答不能再停留于空洞的争论，必须回归现实让事实说话。当然，事实会呈现多种可能，不妨将结果及其成因条件一并呈现，并结合深入的分析以便增强说服力与启发性。本章共收录三个案例，各具特色。

案例一：某乡村医生经历的乡村一体化

本章第一个案例的主角，L医生，他是一位乡村医生。本案例的有趣之处在于L医生的角色发生了一个明显的转变，也因此产生了完全不同的结果，因而恰好可以进行身份转变前后的对比，并分析由此带来的启发。

（一）一名基层医务工作者在体制内外的对比

1. 一个显著的变化　1989年，L医生从卫校毕业后，返回家乡开起了私人诊所。随着基层医疗一体化管理政策的落实与推进，L医生的诊所需要接受上级医疗卫生机构的一体化管理，一方面原来私人性质的诊所被"收编"成了乡镇卫生院管理的末端机构——村卫生室；另一方面，L医生的身份角色也由原来自由行医的村医转变成了需要接受体制内规范化管理的医生。

L医生的工作内容随之变化，除了开展日常诊疗服务外，还要按照上级要求完成公共卫生服务相关的工作内容（比如慢病管理、入户随访等）。不仅如此，他坦言在心态上也有所变化："每一天我会按照工作量去完成，然后记录好档案，准备迎接上级镇卫生院统一的管理和检查。我只想尽快把工作完成然后下班。相比以前，感觉自己好像不再那么拼，那么全心为患者考虑了。"

2. 变化的原因　"全心全意为患者服务"是每个基层医务工作者的初心，然而，L医生为何会改变？在追问下，他给出了回答："现在我的收入很低，做多做少都一样。很多工作是形式化的，实际上没什么效果。对患者服务这一块，你尽心尽力，得到的回报与付出不成正比。"

3. 之前的状态　不妨再回到此前私人诊所时的状态一探究竟，L医生回忆起来仍然记忆犹新："诊所是自己开办的，所以对于患者我会很用心，不仅要诊疗好患者，还要维护好与患者的关系。这样诊所才能持续运营下去。"在同一个村庄里，除了L医生开办的诊所之外，还有另外两家私人诊所，三者之间相互竞争。即便如此，L医生也对自己能够留住患者充满信心。他总结出了四个关键要点："第一是信任，就是患者对医生本身的信任和好感；第二是技术要好；第三是服务态度好；第四是要有口碑。"从问诊到治疗，再到疾病的管理、追踪，甚至必要时还要上门服务，都是围绕上述四点展开的。L医生的做法与第一章中朱家诊所前两代医生的服务方法如出一辙。

（二）案例分析

L医生在其私人诊所转型之前是传统的乡村医生，与朱家诊所三代人的情形类似。而从运作机制上，L医生的诊所又遵循准市场化运作的原理，因为村里三家诊所相互之间存在着竞争关系，村民可以自由选择他们认为最好的诊所。

L医生的私人诊所在转型后，虽然在医疗机构中的层级最低，但仍具有典型的公立医疗机构的性质，其也存在第二章讨论的公立医疗机构几个致命的缺点。比如，对医生缺乏内在的激励机制，做多做少都一样；医生还需要接受上级安排的任务并接受相应的考核。于是，对患者负责转化为对上负责，运作机制从准市场化转变为典型的去市场化和被体制收编。两种机制形成鲜明的对比。其实，正是后一种机制使L医生能够旱涝保收，不用再与另外两家诊所竞争，还可以获得准"国家人员"的身份。

但L医生的态度却正好相反，他留恋前一种机制。这与第三代朱医生先入体制又辞去公职的心路历程也有类似之处。出现这种反差的原因在于，虽然与公办医院相比，乡村医生的社会地位较低、同行竞争较为激烈，但他们充分享有三合一的职业激励，即营利动机、价值感的实现和事业感的存在，三者合而为一相互促进，这是医务工作者的最高追求。

案例二：跑赢公办医院的民营医院

（一）案例呈现：一个分明的对比

好的对比能够揭示出深层次的道理。但好的对比有时需要偶遇，2008年的春天，笔者乘飞机时，邻座正好是一对医生夫妇，就与他们交流了起来，得知他们在云南省某县城关镇开办了一家民营医院。

话题一打开，医生夫妇自豪地讲述了其行医过程中的高光时刻。其中最有对比意义的是这个场景：他们民营医院的对面是城关镇的乡镇卫生院，二者隔路相望。政府办的乡镇卫生院在人员、场地、设施等方面都能得到大力支持，并且是医保定点单位。相比之下，医生夫妇开办的民营医院在上述条件中都处于劣势。然而，患者的选择却恰恰相反，他们更喜欢这家条件处于劣势的民营医院。因为两家医院大门相对，可以直观地看到二者的对比：来民营医院看病的人络绎不绝，而对面的乡镇卫生院却门可罗雀。当笔者问起原因时，医生夫妇邀请笔者来做客参观，亲眼了解医院的真实情况。

笔者利用工作间隙时间前往参观，受到医生夫妇的热情接待。笔者从多个视角进行观察，从不同角度思考医疗公共服务如何有效提供。首先，看到两家医院隔路相对，在此驻足片刻，可以仔细观察患者就诊去向，这与在飞机上听闻的场景一致。其次，进入诊室，对方让笔者以就诊者的身份观察诊疗过程，体会患者感受和被对待的方式。结果也没有令人失望，患者的确会有与自家人相处的感觉。最后参观民营医院与居住区一体化的楼房：两层楼房每层600m²，一层全部用作诊疗，二层是他们的居住空间。600m²的生活空间设施齐全、宽敞气派。

（二）案例分析

面对这种显而易见的对比，任何人都想知道：处于劣势的情况下，民营医院是如何取得这样的成功的？暂且不上升到理论层面，也不需要经过深思熟虑，最好的答案可能隐藏在当事人的感受中，他们日常的运作可以回答上面的问题：首先，民营医院的服务与公立医院大相径庭，这正是他们邀请笔者参观的原因。他们认为，患者来看病，医生对他们的态度是一个重要方面。患者需要感受到有人在心理上，而不只是在身体上帮助他们。这样，他们才能更好地了解自己的病情，获得温暖、消除紧张，重新恢复对自我的掌控感。价格相同时，绝大部分患者会选择态度好的医生所在的医院，而不是场地更宽敞、设施更齐全的医院。

其次，民营医院虽然不是医保定点单位，但价格并不比公立医院高。其原因是，这里药品与设备、设施直接从源头采购，没有经过中间环节加价。

如果从经验层面上升到抽象层面，可以这样判断这家民营医院的运作：①从性质上来讲，他们与传统的乡村医生类似，他们仍然位于乡村地区（虽然这里毗邻县城）；他们仍以乡村医生的形式来运作，与居民建立起一定的熟络关系。②他们注册民营医院成为独立法人，依法自主地在市场机制下运作。③他们寻找在市场中的取胜之道：同样的服务降低价格，同样的价格提升服务，让患者更愿意选择他们。正是这一原则产生了前文讲述的两个成功要点。而其实，这样的要点也与他们作为准乡村医生的身份相吻合，在一定程度上，他们仍然遵循乡村医生营利、价值实现和事业感的三合一激励。

临别时，这对医生夫妇透露，他们原本在大医院工作，但因与院长发生冲突而辞职，创办民营医院最初看来是前途未卜，却成就了新的事业。从公立大医院到民营医院，医生夫妇的医术水平并没有变化，仅环境和运作机制的改变就产生了神奇的效果。这也是很有意义的对比。

案例三：三位社区医生合伙创业

第三个案例的故事发生在某社区卫生服务中心。绝大多数社区卫生服务中心是按部就班地进行常规操作，虽然诊疗条件优于乡村医生，但仍存在着医生工作动力不足、辖区患者流出的难题，本案例却截然不同。案例中社区卫生服务中心的三位医生追求双轮驱动的内在动机和人格化信任的高目标，再现与乡村医生相似的三合一激励。他们的成功有显著的示范意义。

（一）案例呈现

三位医生合伙经营一家位于某市中心规模较小的社区卫生服务中心（以下简称中心），主要服务辖区大概5万名社区居民。三人分工合作，两位年轻医生主要轮流在中心坐诊，主任负责协调院内外事务。

中心周边医疗机构林立，距离大医院也不远，竞争激烈，医生们为了留住更多的患者采取了什么措施呢？

1. 穴位操：根据老年人的需求脉络提供服务　每天早上6点，一位老师会带着居民在中心周边的社区广场做穴位保健操。这项活动不分年龄，每次40分钟左右，通过拍打人体穴位，维持日常身体健康。辖区参与人数最多时，每天100多人，即便天气不好时，也有50多人。

中心主任是这项活动的发起人，他希望周边社区居民通过穴位操获益，保持身体健康，同时能够通过活动聚集社区居民，了解他们日常的医疗服务需求。穴位操是深入社区，深入居民群体，打开医生和社区居民之间关系通道的最佳方式之一和重要尝试。

带领做穴位操的老师是一位有按摩经验，熟悉穴位治疗的社区志愿者，他热衷于传播健康知识，做操之余也协助解答社区患者简单的医疗问题，教授居民穴位知识，帮助居民发现自身的健康隐患。

穴位操简单易学受到社区居民的喜爱。志愿者会耐心地为社区居民解答一些简单的问题，中心主任会专门到现场为参与穴位操的社区居民集中解答比较专业的医疗问题。因为有这样的良性互动，很多居民感到不适时第一时间就会想到中心就诊。

2. 上下转诊：熟人关系打通制度环节　　现实中，社区卫生服务中心遇到众多患者来就诊，急重病患者或者棘手问题，向上级医院转诊是基层医疗卫生服务机构的普遍需求。许多基层医生将患者向上转诊时遇难题：上级医院转诊通道不畅通。虽然近年来政府不断提倡"基层首诊，分级诊疗，双向转诊，上下联动"，但由于现实原因，上下级医疗机构之间难以疏通。而这位中心主任却在实践中摸索出一些独特的方法，让上下转诊变得便捷。

社区卫生服务中心通常都有固定合作的上级医院，合作医院里通常设有专门的社区科负责与社区卫生服务中心对接，开展上下转诊。这是常规的"公对公"的方式，通常社区卫生服务中心遇到需要上转的患者时，会联络医院的社区科，但有些医院没有设社区科，或社区科与社区卫生服务中心沟通不畅。

对于案例中的中心而言，合作医院设有社区科，完全可以只按照流程以"公对公"的方式向上转诊患者。但中心主任觉得这还远远不够，又额外做了一些更细致的工作：首先，中心主任在"公对公"通道之外，跟上级医院各科室专家建立熟人关系，让专家们对社区患者有所了解；其次，当遇到某种疾病（如心脏病）的患者，中心主任先帮助患者跟上级医院熟悉的心脏科医生沟通，提前做相关咨询找到最适合这位患者的医生，再直接对接上转到某家医院相应科室的医生处，患者则得到最恰当及时的救治；最后，由于中心主任和上级医院科室、专家相互熟知，专家能提前了解患者状况和既往病史等，由于与中心主任的熟人关系，专家对患者的服务态度会更亲和。

许多社区患者认为，该中心不仅首诊体验好，也会获得很好的转诊服务，需要转诊时，他们会积极与上级医院沟通、接洽，共同提供综合的治疗建议。患者获得优质医疗服务的同时，对社区卫生服务中心也更加信任。

（二）案例分析

以上两个场景表明：医生的内在动机被激活了，他们把提高软性服务能力与提升硬性医疗技术置于同等重要的地位，已经进入"双轮驱动"的轨道。诊疗过程中对患者的友好态度是最核心的环节，医生还深入辖区居民中，带领他们开展保健活动，在更广泛的场所建构医患友好关系。此外，中心主任在转诊环节突破标准化的制度通道，建立了灵活、高效的服务模式。这一切都是他们在追求让患者真正满意做出的努力。

一个有趣的观点：我们猜测他们这种全心全意为患者服务的态度并不一定源于其高尚情操，而仅是基于三合一的职业驱动力，即最根本的应该是营利的动机，为了营利去建构与患者之间人格化的信任和友好关系。激发营利动机仅需要一个简单的制度化操作：将社区卫生服务中心承包给这三位医生，经营好坏直接影响其收入，社区卫生服务中心开始进入市场化运作的轨道。

与本章前两个案例类似，三位医生合伙承包经营社区卫生服务中心后的相关做法，显示了市场化运作机制蕴含着巨大潜力，并可以确定，在我们将传统乡村医疗服务体系升级换代为社区医疗服务体系之后，"双轮驱动"仍然是构建人格化信任的核心。

二、综合分析：理想的市场化状态

（一）关于理想的医疗服务市场

以上三个案例描述了三家医疗机构的市场化运作展示出的优势。尽管只有三家，已经可以看出市场机制带来的运作优势。但这三家典型机构的运作优势也引发了两个尖锐的问题。

问题一：现实中，公立医院中引入市场机制而导致医疗服务不尽如人意，患者不仅没感受到服务态度的改变和服务质量的提升，甚至感到自己陷入一种被对方营利动机裹挟的深坑中。为什么会出现这么大的反差呢？

问题二：上述三种理想的市场化运作中，我们能否发现一些普遍的规律？

通过对三个案例的剖析，我们可以得出结论：医疗服务市场实现理想化的状态，患者作为需求方应该拥有选择空间，并能够通过其选择标准引领改变医疗服务的行为变化。

理想的医疗服务市场包含患者选择和信息对称两个核心要素，若二者未能得到满足，呈现为退化的市场。如果市场模式偏离理想轨道，便会沦为纯粹的牟利行为，为谋取利益不择手段。

（二）患者选择

1. 患者选择的含义　患者选择是医疗服务市场的一种纯粹形态。医疗服务市场中有医疗服务提供方（医生和医疗机构）和需求方（患者），双方共同建构信任关系为目标，即医疗服务提供方的目的是提供让患者满意的服务留住患者；患者则通过"用脚投票"决定优胜劣汰的标准，选择到自己理想的医院就诊。患者选择起到了对医院服务行为的引领作用。实现真正的患者选择，将产生医患双方的双赢局面。

患者选择可以从三个方面理解：①患者有选择的空间与权利；②患者选择的标准将成为医院优胜劣汰的依据；③患者选择的标准将成为引领医院追求成长的动力。患者选择具有权力的作用，它将影响医疗服务体系，作用于每位医生的个人行为。传统乡村医疗服务体系正是最典型患者选择的产物，因此，建立"双轮驱动"的服务模式可形成三合一的激励机制。

2. 行政权力介入的情形　行政权力介入，可能会导致医患双方自由选择的理想医疗服务市场模型产生扭曲。行政权力自上而下的管控，致使医疗服务提供方不仅"对患者负责"，更看重"对上负责"。患者选择的机制被破坏。患者选择不再能够对医疗服务行为的改变起到明显的调节作用。

3. 行政权力介入的三种情形　按照行政权力介入的轻重程度可划分为三个层次：一是轻度介入。市场机制占主导地位，患者拥有较大的选择空间，行政权力悄然渗透，医生一定程度地对上负责。二是中度介入。体制内的运作与市场机制相互交织，医院既要对上负责，又要面对市场竞争。两种机制纠缠，市场难以发挥其本质的作用。三是重度介入。体制内运作机制主导，但允许医院的营利行为。医院便以垄断者身份，依托权力赚取市场中的利润。营利行为与提升服务质量、满足患者需求之间并没有因果联系。例如，医院依靠器械或药品加价的行为。

市场扭曲不仅使患者权益遭受损害，还常让人误把患者权益受损当作市场机制自身导致的恶果，殊不知市场其实只是"背锅侠"。分析中也可以看出，虽然中度介入的问题已经相当严重，但其根源并非在于个别人或个别医院，而在于整体运作体制中市场化与行政化各自角色没能有效地分离，即在患者应享有选择权的地方，行政权力介入并取而代之。

（三）医疗服务中的信息对称

1. 信息不对称　医疗服务市场中的信息不对称主要是指医患双方对患者病情的判断存在差异。信息不对称是医疗服务市场的基本特点，这是由于：①医疗服务具有高度专业化，医生具备专业知识和技术，提供专业服务，但绝大多数患者多是非专业人士，在交易中处于专业劣势地位，因此两者对各种服务的理解程度存在差异。②患者由于罹患疾病，难免在体能、情绪和心理上处于弱势地位。③在医生和患者供需对接过程中，医生及其所在的医疗机构通常是公立机构，相对于普通患者，他们处于相对较高的社会地位。普通患者在身份和认知水平上难以与医生和医院建立平等的对话。

当下民营医院远离一般社区居民，患者与医院之间的关系通常是临时性的，医生和患者之间很难建立起传统乡村医生那样的熟人社会中的信任关系，市场化运作的民营医院为牟取利益采取短期行为，利用信息不对称欺骗患者。

因此，在医疗服务市场中，医生和患者双方互动时，应确保患者能够充分了解医生的服务行为。

2. 短期效益vs长期效益　由于信息不对称，导致医疗服务市场的混乱，甚至滋生欺诈行为。当一方掌握着明显信息优势，另一方处于信息匮乏之时，欺诈行为就会发生。信息不对称程度未达到极端恶劣程度时，所出现的问题可能是由医院追求短期效益的行为引发的。

市场的优劣决定了其主体在追求长期效益和追求短期效益之间抉择。在供需双方之间的信任不足、信息不对称时，人们往往倾向于追求短期行为；但若信任基础稳固，人们则倾向于寻求长效机制，因为长期来看后者获益更多。

若医生追求短期行为，尽管他们的做法看似合乎法律和医疗规范，却可能不知不觉地损害了患者的利益。例如，医院为了追求更高收益而采用高收费、不良反应大甚至存在欺瞒的治疗方案，由于信息不对称，患者未必能够察觉到自己的利益受损；即便有所察觉，也无可奈何，因为交易往往是一次性的。

当前医疗服务模式存在着医疗服务提供方追求短效机制的现象。一方面，患者选择权受限，更倾向于选择名声显赫的医院，认为这代表先进的医疗技术；另一方面，治疗又是短暂的"5分钟"，很难建构稳定的医患关系，每一次治疗都类似一次性服务。这两个特点导致服务提供者无须或无法实现让患者对医院产生稳定的印象并决定下次就诊的选择。

3. 行政因素的考虑　将市场和行政一起探讨，分析患者选择时会发现，行政权力的介入会导致医疗服务市场的扭曲；探讨信息不对称话题，则产生另一个判断：正是因为行政部门缺位导致信息不对称的出现。

在患者选择中，行政部门以不该介入的方式介入；医疗服务市场的完善则需要行政部门为构建公共政策体系做出努力，信息不对称的解决需要强化政府监管医疗服务的行为。一旦其缺位，医疗市场依靠自身自然完善将是漫长的甚至永远无法到达的过程。

二者结合分析表明，若要真正完善医疗服务市场，政府应尊重医疗服务市场发展规律，给予必要的支持、引领、指导和监管，既不能缺位，又不能强制介入。

（四）勾勒理想的健康服务市场

由此，理想的健康服务市场浮现，其精髓在于实现真正的患者选择。患者拥有选择的自由空间，能获得充分信息，患者选择的依据是形成市场优胜劣汰的标准，决定医疗服务供给方的行为走向。自然，有人会说，现实中的健康服务市场并不是这样的。但恰好因为这一原因，才更需要建构出理想健康服务市场的模式，并进而追溯实现这一理想模式的条件。本书后面的章节对此会不断完善，从中看到，让社会组织发育起来并与市场产生良性的相互作用，是让健康服务市场走向理想的关键条件。这里所说的社会组织包括社会公益组织，还包含患者的自我组织。这两大类社会组织在帮助患者提供必要的健康服务信息，以及形成与健康服务体系相对话的力量两个方面，都会起到关键的作用。此外，当社会力量逐渐发展起来之后，也可以让行政的负担降低，避免过度监管可能会出现的诸多问题。

三、医疗服务机制完善的构想

（一）第一篇中提出的问题

虽然传统的乡村医生医疗技术水平尚属初级，但医疗服务体系运作机制健全，能够满足医患双方的需求，建立二者之间的双重信任。

如今，为了提高医疗服务技术和质量，利用现代经济社会发展的优势，政府加大对体制内医疗机构资源投入力度,将乡村医生纳入体制内一体化管理,寄希望于新体系发挥更大的作用。此举出于善意却带来意想不到的负面影响:医生的服务动机减弱,"双轮驱动"机制毁坏,人格化信任崩塌,诸多的问题随之而来。

(二)本篇对问题的回答

1. 社会与市场两种机制 本篇以两章篇幅,试图勾勒社会和市场机制的可信赖性,认为其可以起到纠偏作用。上一章讨论社会组织尤其是公益组织的作用,本章则论述市场机制的潜力。文中几个案例已表明,市场机制在某些领域和主体中已被点状激活,并展示出其应有的活力。同时,也揭示了伪劣或被扭曲化的市场机制。

理想的医疗服务市场可以充分实现患者选择。从患者角度考虑,是为患者提供完备的选择机制;从医生角度出发,其追求营利动机同时提供高水平的优质服务,实现营利+价值+事业感三合一的目标。

2. 提出了新的问题:行进路径 从以公立医院为主的医疗服务体系出发,逐渐引入增加市场机制比例的做法,面临着巨大的路径挑战。可以转变视角,先勾勒出理想目标,再考虑如何从起点走到终点。理想模式是市场、社会和政府主导三种运作机制的有机组合,其中蕴藏着巨大的潜力。这个问题就变成市场、社会和政府,三者之间如何搭配?

3. 最终的目标 医疗服务体系建设的最终目标包含两个内容:一是理顺机制;二是服务到位。建立起能够激励医生"对患者负责"的特定机制,由此实现"双轮驱动"的模式。特定机制和具体服务相关联,二者或共同被摧毁,或共同重生。

在此确认本书的目标:①理顺医疗服务的运作机制,尤其是市场、社会和政府三者的有机组合。②为医生和医院提供一套软性服务的技术,以适应"双轮驱动"机制的要求。

(三)三个部门的恰当组合:第一种视角

1. 市场与政府的应有搭配 医疗服务运行机制必然涉及市场和政府两大主体的互动与组合。市场和政府二者之间互动与组合的理想模式,不是两种机制的混搭,而是二者相互独立、分层并行,医疗服务供需双方作为基层,市场机制承担基础性的功能；政府居于顶层；发挥引导、支持、促进和完善市场的作用。

第一，若引入市场机制，合适的做法是独立引入相关的市场要素和市场主体，而非在公立医院加入市场要素或混入其他市场主体。市场的主体是医疗服务领域中的幼苗，无论大小和疏密，务必让其扎根于土地，独立成长。

第二，政府需激活医疗服务的市场机制，并促进其成熟，赋予患者选择空间以及"用脚投票"的权利。仅靠市场本身难以实现医疗服务从低水平向高质量迈进，还需要公共政策的引领以及监管，政府应有所作为。

第三，政府想要发挥更大的作用，可以借助于市场机制来进行，如在充分尊重市场主体的基础上，顺着市场的脉络增加资源投入，让市场主体能够更好地发挥作用；又或是通过制定和实施一系列的政策和措施，促进良性市场环境运行，以保护社会公众的相关权益。

2. 加入社会组织的要素　在基本的医疗服务模式下，社会组织有其自身角色定位。其最基本的作用就是提供公益性的资金支持与医疗服务帮助，让贫困患者减轻医疗负担，获得更公平的医疗公共服务。

社会组织还可以在更深的层面发挥作用。他们可以激活市场，开展医生培训以助力偏远地区的医疗体系升级换代。这些都可视为社会组织作为辅助性角色的作用，从而形成市场、政府和社会整合模式。

（四）三个部门的恰当组合：第二种视角

1. 市场＋社会：解决了对谁负责的问题　第二种视角下，社会和市场两大机制的确立，成为主要发力的主体，政府应给予它们充分的自主空间。这在一定程度上能够解决医生与医院提供服务的内在动机问题，他们不再只能对上负责，对患者负责或遵从自己的内心成为他们新的内驱力，让患者的满意重新成为医疗服务的核心。

2. 服务手法的使用　一旦医疗服务重拾动力，便可将当代医务社工诸多软性手法融入其中。关于软性服务技术及其实现目标的介绍，将在第三篇中展开，通过三章深入探讨三大不同目标，以及相应的理念与技术手法。

（五）三个部门的恰当组合：第三种视角

在第三种视角下，政府的基层医疗及机构与社会组织合作成为主旋律。首先假设医疗服务机构、医生的能力以及政府的公共政策是已取特定值的变量，此时，应考虑社会组织的独特作用，形成医疗服务机构＋社会组织的运作组合。单独呈现社会组织的作用，是因为当前医疗服务体系愈发系统化，医院日益正规化和规模化。医院与社区之间的地理和社会距离都在加大，正规医院里的医生与患者之间的距离也在增加；对医生的软性服务要求也与既往不同，甚至软性服务构成一门独立专业。

同时，社会组织的类型和功能不断加强，其与医疗服务机构的整合潜力不断提升。因此，可将社会组织与医疗服务体系适度地结合。具体模式包括：①让特定的社工机构嵌入医疗服务体系，形成"医生＋护士＋医务社工"的新模式；②让患者自组织承担起特定功能，缓解医生和患者之间的紧张关系，促使二者建构人格化信任关系，实现共赢；③在医疗服务机构和社区之间嵌入特定的社工机构，弥合医院与社区之间的鸿沟。

这种医疗服务机构＋社会组织的模式，是挖掘当前医院服务潜能的新途径，既理顺了机制，又嫁接了医疗服务的技术载体。本书第四篇，将通过五章篇幅讨论"医疗服务机构＋社会组织"的五种模式。

第三篇
服务手法的具体探讨

在上一篇完整讨论机制的基础上，本篇将分为三章，深入探讨医生在实践中可以运用的技术手法。通过这些手法的运用，实现医院或医生所追求的目标。三章的篇幅涉及三个目标，分别是：第五章，通过建构人格化信任，让患者更愿意选择基层医疗机构提供的医疗服务；第六章，患者责任主体的地位回归，让患者在医疗服务中承担起自己的责任；第七章，解除患者的心理焦虑，将医疗服务范围从生理层面提升到心理层面。

本篇内容大致涵盖医疗卫生服务机构追求的核心目标。本篇的展开顺序按照由内涵到外延的顺序逐步展现，相应的技术手法也依次展示。

第五章 人格化信任的建构

本章直接进入基层医疗卫生服务机构的核心问题，如何赢得患者？答案显而易见，就是建构人格化信任关系。这种因果关系，从乡土社会一直延续到当下的现代社会服务体系之中。

一、新时代人格化信任的建构

（一）从一个问题开始

医院力求成为患者的选择，让患者将其作为心目中的"定点医院"。传统的乡村医生吸引并留住患者的方法可概括为"双轮驱动"，其重心在于软性服务。

当今的医疗服务体系中，医生脱离社区，与患者不再是熟人关系，他们该以什么为基础建构人格化信任呢？

医务社工正在推出一种新型的人际关系建构方法，这种方法已经被赋予了新的内涵，这意味着软性服务可以依据新的手法而建构。这时，基层医生该怎样去做以改善目前的局面？

（二）抛开机制的因素不谈

要让医院像乡村诊所一样，让患者主动选择并不容易。医患关系当前面临巨大的挑战，问题的根源是医院处于体制内，很大程度上导致医生更多地对上负责，而不是对患者负责。

上一篇提出解决医疗服务供给机制的问题的方法，包括通过引入市场化要素（患者选择）和社会化要素实现改变。因此，首先要解决运作机制的问题，然后再考虑医生如何运用技术手法改善医疗服务。在此，默认运作机制问题已经得到一定程度的解决，医生已具备尊重患者选择、追求患者选择的动力，接下来探讨医生在微观层面上应如何运用服务手法来解决问题。

（三）微观操作手法上的努力

操作手法属于微观操作层面，运作机制则属于宏观制度层面。在微观操作层面，医生在与患者互动的过程中，一直在建构着或破坏着人格化信任关系，其直接决定患者选择的最终结果。在传统乡土社会，医生通过乡邻关系建构起与患者之间的信任关系；如今步入专业化社会工作时代，医生应如何吸收借鉴其具体的服务手法来构建信任关系呢？这是微观操作体系中亟待解答的问题。

（四）最终进入了价值理念的层面

建构人格化信任，便会涉及"对方是谁？""我是谁？"以及"为何要与他（她）建构如此密切的关系？"等一系列的问题。因此，讨论自然而然地转向哲学层面价值理念的问题。

在传统的乡土社会，乡村医生与患者之间的关系均建立在中国传统乡村文化的基础上。类似于同乡、同族、熟人、朋友等话语体系，都在其中发挥着各自的作用。如今社工逐渐介入、渗透到医院和各种社会服务体系，人们用普遍性的语言来呈现人的价值。例如，人与人之间的关系是平等、接纳、尊重的，这种表达方式与熟人社会截然不同，摒弃了亲疏远近的关系。正是在这种特定的价值理念指导下，产生了具体的服务手法；没有特定的价值理念，相应的手法就会落空。

本篇的讨论必须关注价值理念的问题。从哲学到实操层面，我们将提供"价值理念-操作手法"的关联体系。

对于价值理念的梳理与提炼将会产生一系列难以回答的问题，比如，作为救死扶伤的医生是否应对患者的生命价值产生敬畏？这种敬畏是否会从生物性的生命延伸到具有灵性的人格？这种敬畏能否消除在医生心中的紧张的医患关系印象？

（五）医院里富含关于生命价值的思考

医院里从来不会缺乏关于"人是什么？""该如何衡量生命的价值？"等问题的思考。从一个角度来看，由于医患关系的紧张与冲突，医院已经成为公共服务领域矛盾最尖锐的场所之一，时常发生暴力伤人的事件，这让我们重新审视对待身边人们的态度。

然而，从另外一个角度来看，医院是生命在痛苦中挣扎，在垮塌边缘徘徊的地方；生命的终结点被提前设定在医院。因此，在医院里从未停止过对于生命与死亡的思考，特别是安宁疗护病房、肿瘤病房这样的场所。

故事的主人公是一位年逾古稀、罹患胃癌的老者，因为已是癌症晚期，他被安置在肿瘤安宁病房。这位老者的一生经历丰富，不乏传奇色彩。如今，他的生命如同一轮红日倏而转向西边的天空，与之交相辉映的还有一片璀璨夺目的晚霞。

面对生命终章，老者与其亲属悲伤和遗憾之余不禁思考关于人生价值的问题。医院相关科室派出一位医务社工来照顾这位老者。社会工作专业以关注生命价值为宗旨，社工看到的是人的尊严和不断成长的潜力。面对这样一位生命精彩绝伦的临终者，社工是为他即将离世而惋惜，还是另有解读呢？

实际上，这位医务社工缺乏相关经验，显得有些拘谨和不知所措。他试探性地与老者交流，陪伴其回顾生命的历程。然而，此时故事真正精彩的部分——老者的主体性在对话中展现出来。社工惊讶地发现，作为被照顾对象，老者认为自己已经活出人生的精彩，能够坦然地面对死亡，此时已能接受将要到来的生命终点。老者的坦然源于他对生命的深刻理解，他认为自己的生命已经足够富足，不会因为生命的终结而有所遗憾。

在这一案例中，生命与死亡之间的巨大张力，社工依据理念试图服务的努力，以及主人公生命历程中一幕幕场景交织在一起，驱动着我们思考看待他人和生命的问题，在医院更是需要先解答这一问题。

二、关于"人是谁"的理念体系

（一）从传统到现代：好人的四种类型

所有的操作手法都源于医生自身的价值观，或是对他人的认知和判断。在传统乡土社会中，强调医生奉献的时代和当今的社工职业化时代，为医生所提供的理念土壤不尽相同，因此，关于"人是谁"的判断也有差异。本节首先勾勒"人是什么"的整体性框架。

在该框架中，我们描绘了三种关于"人是谁"的答案，虽然并没有全面地涵盖，但它们是三种将人视为某种类型好人的典型情形，只是好人的类型与形象各异。

第一种类型是古老传统文化中的好人，如有情有义、行侠仗义等；第二种类型是改革开放前倡导的奉献型好人；第三种类型是现代社会中对于好人的定义，即他人本身具有价值。其中，第三种类型又划分为两种亚类型。第一种亚类型的"好"意味着内心认为他人是有价值的，因此以平等、尊重、接纳的方式对待他人；而在第二种亚类型中，他人不仅有价值，还具有主动性，能够胜任其所处的环境，承担各种责任，实现自我发展。

以下使用一幅综合化图示（图5-1），展示出在各种公共服务场所，三种典型的好人模式的社会服务工作者。

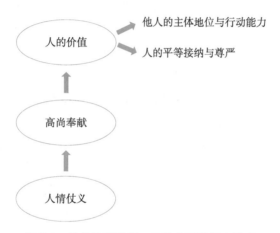

图5-1　从传统到现代，三种典型的好人模式

（二）人情与仗义

人情与仗义是第一层级上的美德，也就是传统社会中好人的标准。我们从一种极致的情形开始了解它：四大古典名著中的两部都把兄弟情义放置到很高的位置，一个是《水浒传》水泊梁山好汉们行侠仗义的故事；另一个是《三国演义》刘关张桃园三结义展现的仗义故事。

更广泛的社会公众也被卷入到如何通过人情关系来建立人与人之间的信任纽带。比如，在同一个村庄里，村民之间的人情、社会关系网络、权威和面子等社会因素错综复杂，每个人都试图证明自己是值得信赖的。即使在当今社会，人们童年时的记忆仍然历历在目，孩子们也在试图向同伴展示自己是仗义的，是够朋友的。这是一种传统的好人模式。

要彻底理解这种传统的好人模式，需要更深入的分析。其存在两个重要特点：①关系建构的目的是增强个人的力量，解决利益共赢关系中的合作问题。因此，一旦失去了利益基础，人情和关系将会很快衰落。2008年汶川地震后，一高山地区村庄的数百人集体搬迁到山下的小镇开启了城市社区生活。尽管他们仍然生活在一起，但其社会关系面貌却发生了巨变。在山上，农户间阡陌交通、鸡犬相闻，每家每户都敞开家门，人们相遇时热情地打招呼、寒暄，到邻居家不需要敲门就可以直接进入，家禽和家畜跑出圈，也不担心别人将其据为己有。搬到山下小镇后，原本密切的交往和浓厚的人情关系瞬间淡化，人们除了短暂聚集到社区大门口的一个小商店谈话、聊天之外，很少聚拢到一起或走街串户。其原因在于，山下小镇不再有共同进行农耕合作的需要，不再有相互照应财产的需要，也不再有大家在人力和物力方面"搭把手"合作起来的需要。②人与人之间所建构的密切关系是特异化的，即"对方是谁"决定相互之间的关系。而在当今社会，社工更多地在追求人与人之间平等的普遍价值。传统的特殊关系与当下的普遍关系是对立的。

以上两个方面一同考虑则会发现，人们基于物质利益与特定个人结成特殊信任关系，这也可以理解为双方建构一种互惠关系。对于传统的乡村医生而言，这种互惠关系是与患者建构出人格化信任，可以让患者认可和继续选择自己的服务；对于患者来说，这样的深度信任可以促使医生负责任地为自己服务。因而传统社会中的这种好人模式是有效的，它能够实现医疗服务中所追求的本来目标。

（三）高尚与奉献

医疗服务体系在很早时发生了一个质变：由传统的乡村医生服务为主，转到由国家出面承担为公众提供优质医疗服务的职责，建立公立医疗卫生服务机构体系。医生成为公立医疗卫生服务机构的员工，其在行政部门的统一安排下，依据医院内部的制度体系，为患者提供有序的服务。

此时，医生成了"国家的人"，如何在拿着国家工资的情况下更好地为患者服务，成为其核心目标。为实现这个目标，要附加特定的美德——奉献，传统的好人升级为第二层级的好人。奉献比传统的江湖义气、人情关系更为珍贵，如果能真正做到奉献，公立医疗卫生服务机构将成为公众利益的代言人。

但如何实现奉献的美德，未必能有令人满意的答案。

（四）人的价值

进入奉献之上的第三层级，很平淡的字面描述为"人是有价值的"，但其被赋予了深厚的内涵。

1. 人的价值具有普遍性 每一个人都是有价值的，其价值表现在，我们每个人都在认知中看到他人的价值，都能感受到满足他人是有价值的。

具体行动上，我们不愿意看到他人在物质和身体层面遭受苦痛；我们不愿意看到他人的心理处于被压抑或扭曲的状态；我们希望他人能以有尊严、自信的方式展示自己；我们希望看到每个人都以自己的本来面目融合到社会的整体生活与工作体系中，最大程度地实现自身价值。

对于医生而言，其将患者视作独立的生命体，具有无可替代的价值。具体体现为，医生与患者作为人与人之间的相遇是令人愉悦的；患者的苦痛是值得医生关注的，通过医生的帮助，患者的身体和人格重新步入健康的轨道，展示出其原本强大而美丽的面貌。

2. 人的价值是先在的 人在生命之初便被赋予价值，因此人的价值是先在的，不因其后续行为被否定。因为人有价值，我们愿意或应该帮助他们，且帮助他人并非出于功利目的，也不是因为助人者善良高尚，是因为每个人都应该受到尊重和善待。这便是当下社会工作专业的核心理念。尽管对此有不同的诠释和表达，但内核是一致的。

由此进一步延伸，当前的中国社会，这些重要场所亟须这种理念落地生根。

第一个场所是社区。每个社区都是万花筒般的社会的缩影，承载着诸多社会问题。若在社区中人为地贴上"好人、坏人、良民、刁民"的标签，非但无法解决相应的问题，而且会使问题越发棘手，矛盾加剧。社区工作者这一职业在社区中极为重要，社区工作者和社会工作者的职能大致相同，都要用接纳和平等的态度对待社区中的每个人，认同和尊重每个人的价值，从而化解社区中的种种矛盾和纷争。

第二个场所是教育的场所。幼儿园、小学、中学和大学，每个教育领域中，都在强调老师不能忽视任何一个孩子，不能边缘化任何一个孩子，也不能给孩子贴标签。许多孩子因为老师贴标签或冷漠对待，导致成人之后心中充满怨恨，产生对社会的敌意。因此，在学校尤其是儿童发展的场所，老师们必须践行这个理念，这在当下也显得极为迫切。只有让每个孩子都感受到老师的关爱，他们未来才会以爱的方式和温暖的状态来面对社会。

第三个场所是医疗服务的场所。医生面对患者也是如此。患者因为生理疾病来医院就诊，但其本身还存在着其他需求，作为医疗服务提供主体的医生与患者的人格产生连接。如今医患关系紧张，缓解医患矛盾唯有改变医疗服务工作者的价值理念。若医生形成这样的认知："你到我这看病，我就按医院的规定来，废话少说。"则根本无法改善医患关系。当然，医生也会反问道："凭什么我要对他好？他们自己做好了吗？"但传统的乡村医生大概不会这样反问，因为他们的行医目标很清晰；而正是将医生的角色转化为体制内，让医生对上负责，或者是对自己负责，才导致了当下一种局面。

3. 人的价值体现在其自身行动的过程而非结果中　人的价值还体现在每个人在生活和工作等不同场所里的积极追求，这也是生命展开的过程，体现具体的人的价值。人的核心的价值并非一定要战胜他人或获得非凡成就。

这与我们常说的"看重过程、不看重结果"大致等同。因此，应避免用功利主义的比较法来衡量价值，而是坚信"每一个人都行"。这表现在将自己的内在能力打开，投放到追求自身幸福的一切场所；或者全力以赴地把自身的潜力都释放出来。至于能否在外部创造出成绩单上的奇迹并不重要。

4. 需要有操作技术将价值实现出来　一旦在医生眼中患者是有价值的，医生便会尽心尽力为其服务，患者也能与医生建构人格化信任。但这只是理论上的可能，仍然需要技术手法将其实现。如何让医生真的产生这种特定的理念？医生在拥有这种理念之后，如何落实为具体实操手法，并最终达到令人惊喜的效果？

从另一个角度来看，在社会公益领域，人们普遍认为每个人都像一架钢琴，从低音到高音、从白键到黑键，具有一个完整的音阶。若将白键视为人性中善的因素，黑键视为人性中恶的因素，一个人是善是恶，其人生弹奏出的是美好还是丑陋的乐章，取决于演奏者触动哪一个按键。

（五）两个亚层

人是有价值的，可分为两个层次：第一层以静态视角审视人的价值，所以平等、尊重、接纳等美德皆源于此；第二层则强调动态性，即个体通过行动实现自我成长和价值。

因而，在帮助他人时，我们应将其视为能动的主体，而非被动接受者。他们在外界的帮助下能够自我行动起来并解决问题，是"能的"，也是"行的"。这正是社会工作中的首要理念——助人自助。"助人"是对需要帮助的人提供支持；"自助"是激发他们内在的向上动力，展现其也能、也行的内在积极状态。

人是"能的""行的"，具体体现在各个方面：①每个人都能致力解决自身的问题；②每个人都会积极融入社会生活与工作环境，实现融合式发展；③每个人都有能力参与社会公共空间，成为胜任主体；④每个人都能借助于不同的场所追求自身价值的实现。

（六）与奉献型好人作对比

将第三层级上的"人的价值"与第二层级上的奉献型好人作对比，可以揭示其中更细微处的秘密。

1. 对比的展开　奉献型好人为他人利益着想，甚至不惜牺牲掉自身的利益。他们为何这样做呢？需要做一番追溯。奉献是一种珍贵的美德，因为奉献者自身的品德高尚或拥有特定的美德。因此，人们奉献的程度与其美德水平成正比。当人们的奉献达到一定程度从而超出其美德与高尚的承受范围时，奉献就可能终止。

另一种可能则是需要让自己获得外部的认可，获得诸如上级的表彰与称号，让这份美德的水平被认可后继续提升。这时不妨提出这样一个问题：人们去奉献，是不是因为这就是人们内在的要求？而这样内在的要求之所以能够成立，是否又是因为他人是有尊严的、美好的，所以人们的奉献是符合内在的要求，从而越奉献越具有自我满足感的意味呢？

显然，区分这两种不同的情形是有必要的。前者属于第二层级的好人，后者则属于第三层级的好人。

2. 满足自我的需求vs奉献　当然，一个人将奉献作为自身追求目标，并因此确定了自我实现的具体方向，这是十分珍贵而值得肯定的。与此相对，当价值源在他人时，人们同样可以为他人做出奉献的行为，但这不再被解读为奉献，这是助人者自身需求的表达和自我需求的满足。正是因为他人美好、有尊严、值得尊重，人们才会自愿这样做。

3. 对他人宽容程度有差异　由此演绎出明显不同的结果。在"人是有价值"的论述中，有两个更人性化的结果展现：①当价值源在他人时，人们对他人更愿意采取宽容的态度。因为他们自身的人格值得尊重，一切美好都属于他们所有。②人们愿意接受对方的自私。人本身是神圣与尊贵的，其中自然会包含人的一切成分，如同我们对待自己的态度一样。自私可以是发展中的问题，它的存在不影响人本身的美好。

4. 演绎出两种不同的社会建制　基于上述认识，构建更宏观的社会制度体系时，要尊重人自私的一面，应设立诸如市场经济这样既尊重人的基础利益诉求，又能激活社会活力的制度。相比较而言，基于高尚和奉献所设立的制度则更聚焦于体制内运作，进入由党和政府代表公众利益，自上而下地建构一套制度体系，服务者要遵循高尚者的轨迹，并用奉献性行为实现为人民服务的根本目标。

5. 自我实现需求　将奉献转化为追求内心需求的满足，是自主自愿的个体行为。当然，这种需求是自我发展中更高层次的需求，它表明人们进入美好的社会，实现美好的价值，因此可以将其视为自我实现需求的一部分。

按照马斯洛需求层次理论，自我实现的需求是最高层次的需求。尽管其高于生理与安全、情感归属等基本需求，但它们都是满足自己的内在意愿，而不是为了他人或社会。

6. 个体主义的价值观　个体主义就是以个体为中心，每个人的价值或需求都被看到，都要得到尊重。个体主义价值观的最高形式是每个个体都有机会实现最高层级的需求——自我价值的实现。

进入这个层面，意味着一个人拥有尊严，能够悦纳外部世界，并乐于满足他人的需求。从个体出发凝聚成特定的社会元素，这便是自下而上的社会建构。在充分挖掘个体价值潜力之后，再自下而上奠定社会的基石。

三、"人是有价值的"理念落地

（一）三种不同的落地思路

任何有价值的理念都面临如何付诸实践的问题，"人是有价值的"同样如此。通过纯粹逻辑建构，可以构想出实现价值理念的三种途径。无论这三种途径是否合理，先将其一并呈现。

1. 自上而下的灌输式　一直流行的传统做法是通过自上而下的教育，这种方式被认为是可以将特定的价值理念植入人们的思维之中，但它在当今社会面临严峻的挑战，它是否有效，使用这种方法是否恰当，都开始引起人们的质疑。

2. 运作机制上的根本性改变　此法摒弃了国家过度供养医疗服务体系的旧模式，而是将成熟的市场体系以及社会化运转体系引入医疗服务体系，如第二篇所述。医生由对上负责转换为对患者负责。这种转变使医生不再与患者处于紧张对立的状态，他们将获得患者的认可作为自己的目标。

如今，医生与患者不再处于同一个熟人社会之中，医生要想获得患者的认可，就需要以新的方式来建构。"人是有价值的"作为一种新型的理念，可以通过培训或招募特定专业人士等方式传递进来，让这个价值理念在医疗卫生服务体系的土壤中植入与成活。

3. 优势视角：一种新型的看待他人的方法　优势视角是一种系统化的新型认知方式，它引导当事人以全新的角度来重新看待他人。具体内容是指，认识到他人特定的优势方面，转换内心中关于他人的看法，形成一种他人是有价值的判断，使对方获得平等的对待和尊重，同时也让当事人以更积极和愉悦的心态来面对外部世界。

优势视角认知方法可以通过专业化的学习获得。例如，社会工作相关的培训与学习中，通过各种理念呈现、客观讨论，以及各种不同场景带入和自我认知演练等方式，获得优势视角认知方法。医生也可以通过专门的学习，逐步在自己的医疗服务实践中引入这种方法。

（二）优势视角下的观察

1. 可以看到人有不同的侧面　在人们心中，患者形象是多种多样的：有的可爱，有的可憎；有的积极向上，也有的怠惰无能。

不可思议的是，医生对于患者的不同印象竟能产生如此巨大的影响。这既涉及医生如何界定患者，从而影响他们的自我认知，同时也在潜移默化中影响医生自身的能量感，从而进一步影响他们对待患者的态度及诊疗方案的选择。在如此显著的效果差异背后，存在着改变的空间。当医生以优势视角来看待患者时，他们心目中的患者则会发生改变，以下论述将展示一系列可能产生的后续效果。

2. 可以看到优势侧面　每一个人都有其多面性，人们可以择取其中任何一面或几面进行观察，从而得出不同的结论。比如，一位母亲责打自己的孩子，这既可以解读为她对孩子缺乏尊重，也可以将其理解为她在含辛茹苦地抚养孩子，因没有得到自己期望的结果后感到愤怒。再如，看到一个社会底层的人兢兢业业地工作和生活，既可以解读为他如此平庸和不求进取，又可以解读为他在如此资源匮乏的条件下仍然能生活得井然有序。因此，从积极的角度去观察他人，是优势视角的第一层含义。

3. 换位思考　若能更多地了解对方行动的背景信息，便能更好地理解对方。作为旁观者和对立面，对方某些做法可能会被看作是大逆不道，甚至十恶不赦；如果站在对方角度了解行为背后的原因，则会产生许多的理解，许多的纠结烟消云散，内心豁然开朗。换位思考能够看到对方行动的合理性，同时发现对方的魅力所在。这是优势视角更进一步的含义。

4. 遵循"1＋N"的思维原则　这种质的变化可以转化为社会心理学的表达方式：即每个人都在追求自我价值的实现。他们可以通过对社会做出贡献、帮助他人或实现个人目标等方式来实现这一目标。尽管人们内心深处渴望追求真善美，但他们往往受到外部环境的限制，使得他们无法完全展现自己内心最美好的部分。有时，即使他们已经在追求的过程中，仍然需要面对艰苦的挑战和困难。在这种情况下，他们需要等待适当的机会和条件，以便抓住时机并实现自己的价值。

之所以构成质变，源于其从根本上坚信人是美好的、可爱的，具有自我追求的能力，没有实现或许只是外部条件还不具备。站在这一层面，人们不仅能够理解对方，还将对方视为充满美好且有能力的典范。

可以将此简略地表达为"1＋N"原则。其中"1"是指一个人本身，具有内在价值的理想之人；而"N"则是指在满足N个条件的情况下。综合来看，当满足N个条件或条件N满足时，每个人都是有价值的，展现出其原本有价值的一面。因此，作为社会服务工作者或为患者服务的医生，其职责就是创造条件N，让患者回归到原本有尊严、有价值、有资格的主体中。

（三）从理念改变到实操到位

尽管理念问题已经解决，但实际操作仍需面临一段漫长的历程，因为从理念到实操需要跨越相当长的一段距离。实操是一个系统化的工程，本书仅做出以下简略的示范。

1. 不为他人贴标签：接纳　基于1＋N原则，人们应尽量避免给他人贴上固定的标签。相反，人们目睹他人在不同环境条件中展现的多面性时，会意识到应该创造条件，让他人变得更好。这就是接纳，也是不再为他人贴上刻板印象的标签，比如朱家人不再把对方视为一成不变的存在，而是将其视为特定情境下的表达。在另一些情况下，他们完全可以成为自己的亲人。这是简易的操作，直接与理念相对映，因此选择其作为前期的技术手法探索较为合适。然而，它仅适用于简单场景，对于更复杂的接纳，还需在实践中逐步探索。

2. 成为条件N的创造者　秉承"1＋N"原则，人们可将自己视为提供条件的外部助力者，经由我们的帮助，对方便能将内心中潜藏的关于自我最美好的愿望展现出来。这便实现了"助人自助"的效果。

在这个层面上，人们将成为社会服务的提供者，因此能助人一臂之力，然后让对方把优势的一面自动打开，以最好的形式展示。选择这种新方式来观察他人、看待世界，则会使心中的他人逐渐变得越来越美好和可爱，令人愉悦。同时他们也越发有能力、有追求，能够独立自主、勇往直前地追求理想目标。

近年来，医患关系成为社会焦点，患者伤害医生事件时有发生，令人痛心疾首。然而，换个角度看待这些陷入困境的人：他们原是本着为自己和家人负责的想法到医院寻求治疗。他们原本可将这份责任与爱传递给更广泛的社会空间，与医生构建积极的医患关系。但其善念没有被激活，原因在于需求（上文说的条件N）没有得到满足。若医生将医德仁心从医疗领域延伸至关注患者心理或提供软性服务，或许能借助医疗来唤醒患者的良知，让其感受到关爱与支持。由此，医疗服务与为人发展的服务，二者有机统一，相辅相成。

（四）系统化的能力建设工作

在有条件的情况下，还可以尝试追求更为系统化的建构工作，包括以下三条可能的路径。

1. 社工队伍的搭建　社工的介入是指在医疗卫生服务体系中嵌入医务社工这一角色。具体而言，医疗卫生服务机构招聘社工专业的人员，使他们成为医疗服务体系的常规组成部分，从而形成"医生＋护士＋社工"的完善体系。上述理念和实践技术，皆源于社工本身的独特优势。

2. 在医学专业教育中增加人文课程　第二条路径能从根本上解决问题：在大学期间，医学相关专业开设人文课程。有研究表明，中国的医学院、护理学院等开设人文课程与许多国家相比，科目和时长等都明显偏少。虽然开设人文课程也并不意味着医生在步入工作岗位后能够胜任，但了解理念与技术本身可作为未来实操的起点与萌芽，至少可以对医学生群体产生一定的影响，医学教育体系应将其落实。让学生既能掌握医疗硬技术，又能学会人文关怀软技术，为其在以后的职业生涯中，建构与患者的人格化信任奠定基础。

3. 医护培训　第三条途径是为医务人员开展培训。尽管很多相关机构已经开始探索这种方法，其效果和未来发展仍需进一步观察。因为医生技术培训种类繁多，效果参差不齐，软性服务的相关培训也存在类似情况，软性服务培训更容易陷入无效的困境，因为其很容易被形式化。绝大部分医生信奉自然科学和循证医学的逻辑体系，这与社会科学的思维方式大不相同，虽然软性服务相关的培训至关重要，但实际作用还需进一步观察。

上述三条途径正在实践中逐步探索。笔者希望上述途径能够切实、有效地开展起来，从而使医疗卫生服务体系能够进入新的人与人关系模式和全新的医患关系建构轨道。善用社会工作的社会服务理论，能够更高效、简练地实现建立人格化信任的根本目标。

四、社会工作效果的综合化表达

通过特定的社会工作手法构建全新的价值体系，其目的是尊重患者选择，以吸引更多的就诊者。医生追求患者对自己的认可，患者寻求更优质的健康服务，医务社工介入成为两者之间的桥梁。最初医务社工介入是无法重回乡土和熟人社会之后，又必须构建医患人格化信任的无奈之举，但在实践中，医务社工的介入让医患之间建立人格化信任更简易、更有效。

（一）随机性和临时性

面对每位患者，不管过去关系如何，只要医生以诚挚的微笑相迎，一定会产生好的效果。

值得注意的是，与那种礼仪性的或商业化的奉承、讨好、逆来顺受或谄媚截然不同，这是医生真诚、发自内心地尊重患者。在传统乡土社会，要建构双方内在信任关系，需要长时间的积累与建设。在当下，只需秉持社工的理念，发自内心地把对方看作是有价值的，即便是随机性和临时性的相遇，都可以友好互动，并能够产生令人内心愉悦的结果。

（二）轻装上阵

传统乡土社会的人情世故，需要建立并长期维护一套稳定的人际关系脉络，还得为未来可能的需求提前布局。而社工的手法注重与每个人之间关系体系的建设，人们可以随机遇到、临时建构，过后尽可能"相忘于江湖"。因此，当事人无须承担任何人情世故的压力。

这看似是临时性关系价值，实则不然。社会服务理念告诉我们：友善相待，即使没能成为熟人关系，或是就在这一刻瞬间接触的人，在诊疗过程中仍可以相互愉悦，真心尊重对方。熟人或陌生人的关系都不妨碍诊疗这一刻彼此给予温暖、尊重、接纳，让双方都有美好的感受。或许仅有10分钟的诊疗过程，对当事人来说是终生难忘的，其发挥作用的时间半径更长。这是将"人是有价值的"理念根植在心中的结果。相忘并不意味着下次再见时就不再有情有义；人们之间是否有特殊的关系也并不重要，重要的是即便第一次见面就会珍视。

其唯一的前提条件就是让医生真正拥有和践行这种理念，并逐渐熟悉相应的手法。起初需要医生付出很多努力将自己转型或提升到新的高度，此后，便可以尽情地享受由此带来的轻松和愉悦。

（三）还原人本身的温情与价值观念

现代社工价值体系带来的影响，远胜于传统乡土社会。在乡土社会，人们充满温情，注重人情，即使在现代农村社会，人与人之间仍有浓厚的人情，但当事人都清楚其中的功利目的。即使关系很亲近的亲戚或邻里之间，一旦触及利益，问题就会变得复杂，而抛弃利益关系，原来的人情将迅速淡化。与之相反，现代社会中的温情与人的价值观念，根植于自我的价值理念，源于自我发展过程中的那些高层级的需求，原本就符合我们的内在要求。

（四）带来人的发展

人的发展既包括医生的自我提升，又涵盖患者的康复。在医生践行助人自助原则时，他们秉持"人是有价值的"理念，从而为自己创造了新的自我价值实现的空间。这个空间由三个部分组成：①医生治愈患者，得到患者的感激，实现自我价值满足；②医生为患者提升人格，践行自己作为优秀医生的使命，使患者感受到温暖和尊严，人生可能因此发生转变，医生的价值感也随之提升；③医生的奉献都源于内在的自我要求，而非期待患者回报，无论患者感恩与否，医生都会依据内心的标准给予自己特定的认可。这是一条适应能力更强的自我实现之路。

以上种种情形，可以让医生回归与传统乡村医生相似的三合一的激励，即对营利、价值观和事业感的追求与满足。在现代社会，要使医生的价值观和事业感达到更高境界，这也就意味着其发展的更高目标以及对患者更多的付出，完全可以成为现代社会人们自我实现的新路径。在价值日益稀缺的时代，新路径带来了更大的可能性。

（五）对患者的选择负责

社工理念最根本的作用是瞄准患者的选择，确保医院获得患者的认可，从而让医疗服务进入可持续发展的轨道。这是最基础性和最根本性的功能。

本篇的后两章，将探讨更多手法及其满足的功能需求。建立人格化信任奠定基础后，针对更多的功能需求，还需要更多的手法发挥针对性的作用。

第六章 患者的责任主体归位

作为微观服务手法的开篇，本章的内容将引发有趣的猜测。按照浅表理解，它或许是关于如何提升诊疗技术能力，又或者是关于如何提升软性服务水平。但真实的答案却并非这二者，而是隐藏在其后的更深层次的内涵。

一、案例：危急患者抢救要突破流程吗

案例的呈现

1. 案例简况　这个案例是一位社区医生的亲身经历。几年前，一位患者因病情危急被送到某社区卫生服务中心。按照医院的手术流程，在进入手术室之前，需要进行术前检查以降低风险。尽管当时患者的检查结果尚未出来，但情况紧急且特殊，为了保住患者的性命，必须尽快进行手术。

由于该医生是患者的家庭医生，与患者关系良好，彼此之间建立了深厚的信任。患者和家属也希望尽快进行手术。于是，在检查结果还未出来的情况下，患者就被送上了手术台。

在手术过程中，患者的血糖检查结果出来了，血糖值高达15mmol/L，超出了正常范围。在这种情况下进行手术，可能会面临麻醉、感染、术后并发症等风险。幸运的是，由于术前患者和家属已经做好了心理准备，而且这位医生经验丰富、沉着冷静，他让助手为患者注射胰岛素并使用相关药物，迅速控制住了血糖。经过一系列专业的操作，手术最终成功完成。

患者平安地渡过了手术难关，医生向患者和家属解释了手术过程中发生的事情及处理方式。患者和家属并没有责怪医生，反而在患者康复之后送给医生一面锦旗以示感谢。

2. 分水岭式的提问：这是一个正面案例吗　这个案例是一位访谈员带着感动的心情，在调研期间向我们分享的。在他看来，这位医生真心为患者着

想，冒着承担责任的风险去帮助患者解决危急事件。然而，经过一番讨论后，这位访谈员开始怀疑自己的判断，因为他意识到这位医生的行为实际上是违规的。那么如何确认这是一个正面案例，还是一个负面示范呢？

案例分析一：人格化信任的特殊作用

在患者面临危机的时刻，医生是否要等待化验结果？我们不妨把自己作为这位医生当事人，思考怎样的决策是最合理的。

情形一：假设我们面对的患者是与自己毫不相干的人，我们只是尽医生的基本职责。在这种情况下，我们更倾向的选择可能是等待化验结果。尽管尽快做手术更为合理，但收益仅限于患者，而一旦发生风险，却由医生本人承担责任，因为医生的操作违反了基本的诊疗规范。简言之，风险由医生承担，收益则由患者享有，矛盾无法调和。

情形二：假设面对家人或已与自己建立起人格化信任关系的患者时，我们作为医生便会基于自己的内心权衡利弊。如果收益大于风险，会选择立即进行手术；如果收益小于风险，会选择等待一下。这种决策是基于理性的思考，也可以反映患者内心的答案。实际上，正是医生站在患者的角度，才能得出与患者一致的答案。

进一步分析这个案例，我们可以看到在没有完成正式流程的情况下，医生也没有让患者家属"签字画押"，因为患者与医生之间已经建立起了人格化信任关系，这种信任可以通过非正式沟通来达成共识。一旦达成共识，就表明在患者心中：第一，尊重医生的选择；第二，相信医生的判断；第三，患者知道这一选择存在风险，但为了保住性命，愿意承担风险；第四，如果风险发生，双方愿意共同承担责任。在这个案例中，医生和患者之间确实达成了这样的共识。

对比之下，在大医院中则会是另一番情形，医生通常感受不到上述案例中的氛围，他们通常会更加小心谨慎以防范风险发生。由于医院内部有相应的规章制度和流程规范，医生往往倾向于按照规范行事，并认为"多一事不如少一事"，以避免可能的责任和纠纷。如果发生风险，医生也能够通过遵循流程来避免承担责任。

面对紧急医疗需求场景时，我们常常面临两个不同的决策：一个是按照流程等待化验结果再进行手术；另一个是即使存在风险也立即进行手术，出现风险则紧急化解。两个决策的分水岭在于医生与患者之间是否存在人格化信任。简言之，人格化信任是否存在会将医生的医疗服务决策引导到两个不同的决策轨道上。

案例分析二：无效概率现象

1. 无效管理概率的概念　根据上述分析，我们可以提出"无效管理概率"的概念。在管理中，存在一些风险概率，它们出现是合理的，并不会对管理策略的实施产生干涉。具体而言，假设在化验结果出来之前进行手术存在一定的风险 A_1：即如果化验结果没有完全出来就进行手术，医生可能会承担一定的风险。然而，承担 A_1 是有益的，因为如果不承担 A_1，则可能面临更高的风险 A_2：当化验结果全部出来后再进行手术，患者生命体征逐渐恶化，甚至会有失去生命的危险。这时候 $A_2 > A_1$，那么理应选择承担 A_1。

因此，我们将 A_1 称为"无效管理概率"，从发生概率来看，它是无法避免的合理风险，不需要因为它而搅动整个决策过程。从管理学角度来看，任何一个正常的公共管理服务中都存在一定的风险，医疗领域更是如此。尽管在专业化的医疗技术和合理的流程下，也存在一定概率发生医疗风险，但这些风险是必须承担的。

无效概率现象存在于我们生活和工作的各个场所。例如，我们选择坐飞机出行，虽然知道飞行并非万无一失，但我们仍然决定进行这次旅行，因为我们知道如果不去，可能面临更大的损失。同样地，在我们生活的小区，虽然门禁安保措施也都并非万无一失，但人们也都能够接受这种无效概率的存在。因为我们可以衡量出如果不容许这种风险的存在，可能会导致更大的损失。

医疗领域中的风险概率现象最为典型，因为这里是在治疗疾病、拯救生命。在医疗过程中，任何选择的风险都会升高到一个肉眼可见的程度。比如，人们需要在不同的医疗方案中做选择，而在治疗过程中可能会出现意外的情况。因此，在医院中需要学会正面面对无效概率现象。

2. 无效概率的"有效化"　尽管放弃无效概率的追责更加合理，但在公共管理的实施过程中，有一个管理陷阱：人们不得不去专门考虑该如何承担"无效概率"。以上述案例中的医生为例，选择承担 A_1 是合理的，但一旦承担 A_1，便可能会引发一系列的连带责任而波及自己。这便是无效概率的"有效化"。所谓"有效化"，是指那些本不该有效的无效概率，在极低的信任水平下爆发出来，导致我们不得不将其消除，从而在整个服务过程中承担更多的成本，给服务对象带来更大的损失。例如，医生若因违反诊疗规范致使患者丧生，可能会给患者家庭带来毁灭性打击，进而引发医闹，对医院乃至政府的公信力造成巨大影响，我们可以通过追责的形式避免此类事件的发生。

3. 医疗服务中的"无限责任"　无效概率有效化又会带来"无限责任"：即便是需要合理承担（不追究责任）的风险，也要加以避免，就会让管理或服务者必须面对超出自己能力之外的风险，甚至所有风险因素都必须免除。换句话说，他们需要承担无限的责任。

在现实中，最常见的无限责任发作场所就是行政化管理盛行的地方。因此，医疗和教育等领域的公共服务面临巨大的挑战。在医疗领域，医生们需要承担无限的责任，一旦患者发生意外，医生不仅要承担责任，还要面对患者家属和社会的指责。这不仅增加了医生的压力，也影响了医疗服务的质量。

无限责任现象导致公共服务的供需双方本应该建立深厚的互惠信任关系，但现实中却矛盾冲突频频发作。

4. 规避责任　自然地，由"无限责任"引出"逃避责任"。"逃避责任"是指一个人在自己的职业岗位上，会选择那些让自己不用承担责任的行动方案，而至于由此是否会为服务对象带来利益损失，则不在自己的考虑范围之内。医生逃避责任的典型表现为：①能不作为就不作为，遵从所谓的"多一事不如少一事"原则。尤其是在那些可能引发高风险的地方，或者在一些需要创造性地为患者服务的场所，则会选择逃避责任的行为。②让患者做更多的程序化检测，做更多的签字承诺。通过这些制度环节，几乎所有的责任都被自己正当地规避出去了。但这些规避责任的行为，并未真正解决问题，只是让医生摆脱有可能发生的风险。

在本书中，我们不将"逃避责任"视为带有批判指责性质的贬义词来使用，所以将其称之为"规避责任"。这是因为任何人面对无限责任压力之时，都可能会做出这样的选择。又因为他们掌握更多的行政权、专业话语权、信息拥有权，有足够的空间让自己规避责任。制度化地规避责任的行为加剧了医患之间的不信任关系，这反过来又会让无限责任的枷锁进一步起作用，导致规避责任成为更坚定的行为策略。

5. 患者遭受损失　当然，无效概率的有效化不仅是医生的潜在风险，也是患者的潜在损失。当无效概率无法被识别出来，而必须像真实风险一样承担时，为消除这种风险而产生的代价就需要患者自己来承担。

在本案例中具体表现是，医生如果选择承担无效概率 A_1，则风险是要医生承担；但如果选择 A_2，即选择不承担无效概率，那就不需要医生来承担损失。所以，尽管从患者风险角度考虑 $A_2 > A_1$，该选择 A_1，不该选择 A_2；但是从医生个人的利益考虑，却更应该选择 A_2 而不是 A_1。因此，如果无效概率被追究，那么遭受损害最严重的一方必定是患者。

二、责任主体的确立与实现

（一）责任主体的概念

在上面的案例中，两种轨道的主要差异在于：为了抢救患者而致使风险发生，责任应由谁来承担。一条轨道上，医生需承担责任，因为其违反了操作要求与规范，而患者不仅无须承担任何责任，反而可能追究医生的责任；另一条轨道上，患者与医生共同承担责任。这被称为"患者成为责任主体"或"患者责任主体归位"。

因此，责任主体的基本含义是，无论是医生还是患者，作为特定的角色，他们应当承担属于自己的责任。在此基础上，有两个关键原则需要遵守：①每个人承担属于自己的责任，不同角色之间的责任边界必须清晰明确并紧密相连。在医疗服务领域，这是一项非常重要的要求，由于医患双方经常在治疗结果上产生争议，这说明在开始时，责任的边界并没有明确划分。②整个医疗体系都是为解除患者的病痛而服务的，因此患者应该成为责任主体之一，而不仅仅是持有质疑的态度，成为被动的角色。

使用责任主体的概念代替人格化信任的描述，实际上是进入一个更抽象、更具概括性的表述层面。换言之，人格化信任的缺失是由患者未成为责任主体这一更普遍的原理所驱动的。上升到这个抽象层面，可以为更多的逻辑表达提供空间。

（二）责任主体的实现方式之一：私人事务的情形

医疗服务可视为私人事务，即患者和医院之间的交易，如同买卖双方的互动。患者付费，医生提供治疗；付费之后，患者将治疗权委托给医生，由其按约定兑现承诺，顺利完成交易。在私人事务中，双方的权利和义务的边界由协议划定和保障。因此，患者接受服务时需要签署特定条款的承诺书。其实，从挂号付费，进入诊室治疗那一刻，患者已经做出某种承诺，默认接受这家医院和这个医生服务。

尽管如此，责任主体归位并未如期而至。原因在于医疗服务有其自身的特殊性，供需双方之间存在较为明显的信息不对称。换句话说，人们选择医院和医生时，往往是在半明半暗的情况下作出决定，虽然选择了他们，但其是否真正值得信任，还需待全程医疗服务完成后，视其结果而判断。

如同我们在商店中购买一件商品，回家使用后出现问题，无论是不是我们的责任，都很难判断清楚。因此，绝大部分人都会重新找上门，要求退货或换货。在医疗服务过程中，虽然有明显的私人服务性质，却无法通过签订协议的方式来明确双方的责任主体地位。

（三）责任主体的实现方式之二：公共事务的情形

公共事务可以被理解为在特定范围内所有成员共同拥有的物品。这些物品需要由所有人共同创造和维护，并且所有人共同享有其中的收益。由于这种集体性质，让责任主体归位变得更加困难。

1. 一种解决方案是利益代言人制度　在集体的公共利益中，让每个人成为责任主体并非易事。于是，一种更简洁的方式应运而生，这就是一小群人，让他们成为公共利益的代言人。这些少数人群体便拥有了行政权力和公共财政资金的使用权限。若担忧他们被私人利益驱使，可加强自上而下的管控。同时，赋予他们道德约束，以规范其行为。

普遍的公众参与程度和有效性经常是未知数。于是，每个主体的责任会在一定程度上丢失。

2. 另一种解决方案则是公共参与　公共物品责任主体归位的通常做法是公众参与（决策与执行）。随着人们的积极参与，他们就会逐渐意识到自己成为公共物品的主人，已经为其中的决策做出承诺。为自己的承诺，人们更愿意遵循它，从而使当事人拥有了责任主体的身份。

比如，学校就是否组织学生春游，邀请家长共同讨论和决策。其中谈到了春游的益处及可能需要承担的风险，在了解这些信息后，大家还是决定详细策划外出安全措施，坚决保留春游制度。若在出行过程中发生了风险，人们将依照事前约定共同承担责任，而不是单向度地或无限度地追究主办方的责任。例如，如果结果是由执行者人为造成的，则需要执行者承担责任；若属于无效概率范围内的风险，则需要决策者共同承担责任。

3. 医疗服务中的公共物品属性　医疗服务属于私人服务与公共物品之间的过渡地带，在此，需要从公共物品提供视角出发，探讨如何让责任主体归位的问题。

如果依照公共物品责任归位的做法，让患者参与决策流程，显得荒唐，难以行得通。医疗服务是一类专业程度很高的特殊的公共物品，即便引入患者参与决策的程序，也很难短时间让其知晓其中的道理，并做出合理的决策，尤其是在患者临时性参与决策时更是如此。

此外，医疗服务的流程是弥散的，在具体时间点上可能会遇到临时性问题，涉及责任的滋生、分担与承诺，在这种情况下，无法按照常规安排患者参与作出有效决策。

（四）具体做法

归纳上述分析，医疗服务既具有私人物品的特征，又具有公共物品的特征。因此，既无法采用私人物品的方式，又无法运用公共物品的模式，来实现责任主体归位，这正是医疗服务责任主体归位的难点所在。

我们需要借助一些相对极端的方式。本书探讨了两种极端的方式：①向上关注，将解决矛盾冲突的责任赋予政府部门，政府部门既有行政权力，又有道德高度，是理想的患者责任主体的替代者。②向下看，将解决问题路径交给诊疗过程中的医生，让他们通过服务手法来解决问题。第二种方式又分为两种不同的做法，综合来看，共有三种可能的解决方案。

三、责任主体上移与制度套牢

责任主体上移旨在解决患者责任主体归位难题，这是一种自觉或不自觉地实施的问题解决方案。通过将患者的责任上移到政府的相关部门来解决问题。

（一）责任主体在上的运转原理

将责任主体上移，即在顶部设立利益代言人制度。这一安排也有其自洽原理。比如，利益代言群体的高尚说、公众利益的代言说等。其中尤其典型的是将社会公众作为服务对象，他们放心地享受自己的公共服务即可。如果中间出现了问题，则又有公众的意见反馈与利益诉求机制。

然而，在这看似完美的制度安排却存在致命的漏洞：公众交付自己的责任主体之后，他们的责任主体能力逐渐衰退，难以胜任合格的责任主体身份。信任代言人相当于将自己的责任主体委托出去，所有风险皆由此产生。

此外，无论委托人的依赖与否、信任与否，代言人体系负荷过重，最终不堪重负。因此，一套假定起点美好的制度，暗藏了诸多的问题，且将在某一时间点爆发。

（二）责任主体在上的运作体系

责任主体在上源于三种做法，三者整合共同承担责任主体的角色。

1. 在机构设置方面：寄托于公立医院　公立医院代表国家意志，以公益性质为公众提供医疗服务。因此，在许多方面承担主体责任。

2. 推广普及一套利益代言人的话语体系　这套话语体系的核心是，医疗系统致力为广大患者提供全面服务；整个医疗体系正是为了实现这个目标而精心构建。尤其是追溯到更久远的计划经济年代，在医院的顶层设计上建构起一套为人民服务的话语体系。患者的所有利益诉求，都得到政治上的重视和道德层面的保障，以确保其合理性得到充分体现。

3. 设置一套行政化的监督管理体系　既然公众利益已由底部上升到顶部，被代言需借助行政之力推动执行并监督实施。公众意愿可通过正式或非正式途径反馈至政府相关部门，再由后者追究一线医生或医院负责人的责任。

新型责任落地的实施方式主要体现在制度体系的建设与执行上。其关键在于，如何判断与追究日常运行制度纠纷中的责任，以及出现更严重问题时如何追究法律和政治责任。以下将对依据制度解决责任主体问题的具体做法进行更深入剖析。

（三）制度套牢现象

本书试图揭示，在缺少人格化信任而过度依赖制度时，制度体系会日益繁杂，却无法更深入解决问题。对于制度的依赖，最终导致被制度套牢。

1. 呼唤制度的完善　传统乡村医疗服务体系，人格化的信任会掩盖对制度的需求，即当人格化信任关系建立起来后，许多场合无须正式制度。然而，现代医疗服务体系的兴起，对制度提出了更高的要求。

2. 过度依赖制度现象　推动制度建立的力量通常很积极，不会自动停止，过度时则引起相反的效果。其存在几个相互衔接的逻辑链条，最终形成整体的逻辑体系。

逻辑链条一：依赖纯粹来自顶部的制度体系→没有解决责任主体归位这一根本问题。

实际上，依赖制度并非一定导致这种结果。依赖制度有两种情形，第一种是通过民主共识自下而上而形成的制度；第二种是自上而下制定并推动下来的制度，这与管控的含义相近。因此，该逻辑链条的含义是，当人们将自己的责任主体上交给顶部利益代言人，制度自上而下推动下来时，人们则会更加明确地失去自己责任主体的地位。

逻辑链条二：缺少患者责任主体的归位→一定会让制度越来越逼近无效概率区域。

当人们失去责任主体地位时，他们将无法判断有效概率和无效概率的边界，认为所有风险的发生都是服务提供者的责任，除非他们与顶部存在无限信赖的关系。追究无效概率将推动制度深化到更为细致的层面，最终进入无效概率发生的领域。

逻辑链条三：在无效概率区域铺设制度→将导致患者本身利益遭受损失。

以上逻辑链条表明，在制度推进到无效概率发生的领域，医患双方已经开始受到损害。患者的利益损失是人们最不愿意看到的情况，但它却成为现实。

以"扶不扶摔倒老年人"这一备受关注的话题为例，进一步分析：看到老年人摔倒后，我们是否应该扶起他们？各种社会新闻和大家身边的例子让我们既想成为好人帮其一把，又担心现代版"农夫与蛇"的故事发生在自己身上。有专家提出"要慎重、要鉴别、要有医疗知识"，实际上将生活中的事情转变成了专业事务，虽然专业上判断扶不扶老年人有一套流程，但建构严谨的专业流程恰恰暴露了生活中的信任体系的脆弱和破损。

通过"扶不扶摔倒老年人"的分析，发现某个事件所引起的"专业力量"的介入乃至制度化体系的完善，表面上看似专业、规范、合理，但在实质上却是荒唐的。在公共管理学的应用领域，我们应致力让公共管理的专业内涵发挥作用，而非利用利益代言和非公共管理的专业语言，以免在社会信用体系丧失时将人们带入荒唐的境地。

3. 最终进入制度困境　关于制度困境的分析，还可以进入以下第四个逻辑链条中。

逻辑链条四：依赖制度解决无效概率＋患者因此而遭受损失→即便依赖制度解决问题，也会被解读为逃避责任行为→制度工具彻底失效＋信任关系更彻底地破裂。

该逻辑表明，将无效概率区域纳入制度体系，表面看似更加规范甚至约束了医生的失职行为，但在现实中可能让公众直觉上感受到，制度的设立实质上损害了他们的利益；这也可以解读为保护医生的失职行为，即通过制度而逃避责任。其逻辑是：我们依赖制度来规范医生的服务行为→制度进入无效概率领地，对患者造成利益损失→公众将制度解读为医生逃避责任的行为，并以更大的义愤来给医生或医疗主管部门施加压力→必须通过制度来解决公众的愤怒问题，但制度已经失去信任基础。

4. 一条完整的链条　访谈中，我们遇到一位年长的乡村医生赵医生，他是传统的祖传型乡村医生，经历较为丰富，与前述朱家祖孙三代行医的故事类似。通过对他的案例分析，可以加深我们对上述逻辑的直观理解。

第一，赵医生的职业生涯就是典型的营利、事业、价值三合一的典范，至今这三种要素已深入其骨髓，成为其津津乐道的谈资。

第二，随着社会变迁和医疗技术的进步，使他深知必须以更规范的制度体系来应对。如今乡里乡亲不再像昔日那样亲如一家人，西医占据主导地位，对于制度和规范提出了更高要求。

第三，在赵医生的案例中，医疗服务的操作体系在患者家庭中使用，并沿用了医院里的规范程序。然而，由于是在非专业的"不恰当"场所进行操作出现了问题。尽管赵医生按照程序进行了皮试，但第四次上门治疗时，患者不幸失去了生命，这成了一起重大的医疗事故。

依据赵医生的解读，如果同样的事故发生在医院里，就需要根据整个操作流程来判断是否属于正常医疗事故的范围。由于这次治疗服务是在患者家中进行，没有留下规范操作的证据，因此赵医生的责任无法确定，只能由他本人来承担。这种情况下，责任主体的归属变得模糊不清，给解决医疗事故带来了困难。

第四，附近的村民得知此事后议论纷纷，怀疑是医生为赚黑心钱而不择手段地过度医疗，结果害了患者。

第五，赵医生只能退回到自己的诊所，依据正式的程序来开展诊疗服务，自古传颂的上门看病只能取消。

第六，如果医患关系再度紧张，诊所里的制度还需更加规范，需要进一步加强痕迹记录、化验检查等，因此也出现了制度的困境。

以上每一步对于赵医生来说都是合理的，在旁观者看来都是可以理解的。但最终却进入一种困境。为什么会如此呢？原因就在于，赵医生一步一步前行的方向都在依赖制度来解决问题，使原来在医生和患者之间的人格化信任建构通道一步步关闭。

5. 思考的延伸　经过深入分析，患者将责任主体位置转移到上层的做法是行不通的。责任主体转移看起来会有利益代言人来整体性地解决问题，但这也会导致更严重的问题出现。这些问题并非通常是由利益代言人引发的官僚主义和腐败问题，而是普通公众作为服务对象，他们将失去责任主体的地位，从而导致服务过程中缺乏信息，以及对话的专业性和社会性身份，最终使人们自身利益遭受损害。同时，医生群体也是受害者，他们面临着无限责任的压力，不得不选择更多的规避责任的行为方式。这一切都在说明，过度的责任上移对于利益代言人的专业能力有着极高的要求。

在专业能力不足时，人们往往倾向于用道德手段来解决问题，这种做法忽视了公共管理中解决问题所需的专业性。这种恶性循环使公共服务的制度措施愈发被套牢，亟须找到真正解决问题的道路。幸运的是，本研究已经找到了答案，其中包括了两条不同的通道。

（四）规模效应使问题加剧

自上而下的责任代言制度存在一个严重问题，即随着医疗服务的一体化管理，无效概率也会被纳入其中，从而产生一个巨大的放大效应。这导致风险被夸大，对于无效概率的容忍程度更低。

以学校为例，当前我国约有15万所小学，若仍沿袭传统的农耕生活，每个人只关注自家的村庄。假设每所小学在漫长的一万年的历史中，出现一次小学生意外死亡的事故，除此之外都是正常运转。那么这次事故会被自然划归为无效概率的范畴，不会追究学校管理的责任。

若教育部将全国15万所小学纳入统一管理，并由政府承担管理责任。若一所小学一万年发生一次意外事故，则全国一年就会有15人意外身亡。一旦这个数字公诸于众，必将在社会中引起轩然大波，公众会认为小学教育管理出现了严重问题，而不再认为这属于无效概率的范围。

规模化的作用就是如此体现出来的。以乡镇卫生院为例，当一起引人注目的医疗事故以每千年一次的概率发生时，常常会被作为无效概率范围内的事件。但全国大约有3.5万家乡镇卫生院，依照同样的概率，一年就会发生35起类似的"恶性医疗事故"。如此高的事故发生率，无疑会让人产生截然不同的印象。

总而言之，当责任主体转交由行政部门统一代言时，就会产生规模效应，使原本微不足道的无效概率到顶部集聚变得令人难以忍受。此类事件通过媒体迅速传播开来，受害人及社会公众对行政管理部门施加压力，其作为责任代言人，则动用经典手法自上而下追责并加强过程管控。因此，教育和医疗卫生两大领域里的服务提供者可以轻易地陷入承担无限责任的地步。

最终结论是，将利益代言人和责任代言人转移到顶部，形成了新型的公共服务提供机制，其将责任主体机制放大化，并进一步压缩无效概率的容忍范围，对公共服务的供需双方都会产生额外的损害。

四、责任主体归位：与患者站在一起

解铃还须系铃人。以上探讨自上而下的方式，无法让患者责任主体归位。常规性的私人物品和公共物品提供中的责任主体归位方式，在医疗服务领域运用的作用有限。此后，将视线转回基层医生，并得出结论：在诊疗服务过程中，医生要通过软性服务的方式，建构人格化的信任，由此实现患者的责任主体归位。

（一）责任主体归位的原理：责任主体委托

本节试图得出结论：通过软性服务就可以实现责任主体的归位。一条完整的逻辑链条是：软性服务→人格化信任的建构→责任主体归位。该逻辑链条中蕴含的就是本章第一个案例所呈现的责任共担的原理。

我们不禁要问，仅凭软性服务就能实现责任主体归位吗？人格化信任就是信任关系，为什么会引申到了责任主体归位呢？其实答案就在于患者对医生的信任，不仅是技术更是人格的信任。患者放心地将身体交付给医生，这种交付不是实质意义上的责任主体的转移，而是转移给一个值得自己信任的利益代言人。当患者把责任主体的决策权交给自己信任的医生时，产生任何结果，只要没有跌破底线，医生都会对结果负责。患者既然相信医生，医生的决策也就代表了患者自己的决策，这类似于患者将责任主体委托给了医生。

（二）从软性服务体系的建构开始

1. 软性服务：从传统乡土医疗进入到现代医疗　对于乡村医生有一个基本的表达式：双轮驱动→核心之一是软性服务→由软性服务而建构起人格化信任。

本章延长了这个表达式：人格化信任→让患者开始承担责任→让风险的承担机制完善→诊疗服务进入合理的轨道中。

在乡土社会中，软性服务并不复杂，只是医生在治疗过程中表达出对患者的友好关系。比如大家都是一个村里的人，你的疾苦就是我的疾苦。

在现代社会中，软性服务随着社会的发展及医疗服务机制的完善，呈现为更体系化和系统化的形式。其具体的形态将放在后面的章节逐一描述。

2. 现代医疗体系中的软性服务　软性服务实际上是在医生和患者之间建构出某种亲和关系。极致的体现是医生和患者在一个家庭中的亲人关系。家庭关系扩展到乡亲关系，医生和患者共同生活在一个村庄或社区，形成熟人社会式的熟络与亲和关系。凭借人情、面子与社会网络的关系与作用，医生对患者投射友好，软性服务得以施展，人格化信任关系逐渐建立。熟人关系能体现出其特有的作用。

在现代社会中，仍不乏一心一意为患者着想、内心充满爱意的医生，他们是体制内推崇的好医生。

此外，现代社会工作中对"人是什么"有特定的诠释。社会工作者所秉持的特定理念包括：人人平等，相互尊重，以及每个人都是有价值的。

无论是家人相亲，还是以美德奉献，或是遵从社工理念而平等友好地对待他人，都是现代医疗服务中难得的良好品质。显然，无论选择其中哪种模式对待患者，都可以实现软性服务。

3. 软性服务：从价值到方法　在公共服务领域乃至更具体的社会服务领域，我们深知仅有价值理念还远远不够，还需要将之付诸实践。因此，需要将其从价值层面转化为方法论层面或专业运作层面。例如，无论把患者当作是家人还是社工眼中的需要平等和尊重的人，这都只是建构起人格化信任的基础，而非必然保障。要想让基础变为现实，还需要将价值理念转化为实操中的方法论，并依托特定的专业技术。在本书中，典型的方法论体系可以表述为：医生要与患者站在一起。

无论怀揣何种高尚的或难得的价值，都必须付诸实践，让患者感受到医生是与其站在一起共同面对他的疾苦，才能产生效果。回溯传统乡村医疗服务体系，医生是和患者处于同一个熟人社会，彼此编织着复杂的社会关系网络，在诊疗过程中，双方也不断通过语言沟通传递出"我和你有着不同寻常的关系"，"在这件事中，我会帮助你的"等温暖可信的信息，以强化对方心中友好关系的印记。

在现代医疗服务体系中，医生缺少与患者进行详细沟通的时间，即使医生一心一意为患者着想，患者也未必能够感知，不仅人格化信任无法在短时间内建立，医生的善意有时还会被误解。

一方面，良好的理念或爱心只有落地才能发挥积极的效果；另一方面，暂且搁置自己的价值理念直接从方法论入手。医生把"与患者站在一起"当作一种工作手法，也可以与患者建立人格化信任的关系。"与患者站在一起"则成为用于聚焦化表达的工作思路体系。

（三）与患者站在一起的具体内涵

"与患者站在一起"主要包含三个特定要素。

1. 要素一：站在患者的角度 医生从患者的角度出发与从自己的角度出发，做法完全不同。在患者的角度，他们面临的困扰和难题，对可能无法恢复的身体状况及与之相关的未知因素充满担忧；而在医生的立场，这些担忧是多余的：医生深知，有些疾病可以手到病除，也有一些疾病没有有效的解决办法，最终患者得学会接纳疾病，第三种情形也是最好的办法，就是让患者冲破既有认知的局限重新塑造自我。因此，医生通常认为没必要为难，顺其自然即可。

为了深入地理解这一点，可以设想一个母亲管教她的孩子。当母亲使用训诫的方式，粗暴地阻止孩子的一些坏习惯之时，其用心虽然是好的，但却是站在自己的角度审视孩子的问题，而非站在孩子的角度。效果如何？答案不言而喻。

站在医生的角度与站在患者的角度，明显会产生不同的效果。对于医生来说，他完全有理由站在自己的角度。他会反问："是我在看病还是你在看病？是我知道还是你知道？"大家显然都在支持医生以自己的角度进行诊疗，只要患者配合，这样就能达到现有条件下较好的诊疗效果。

尽管我们承认上述判断，但若医生站在患者的角度至少会有一个好处，那就是让患者感到你跟他是站在一起的，正是这种感觉才会引起价值方面质的提升，使患者感受到在你和他之间存在人格化信任，这正是我们所追求的。

2. 要素二：共同面对问题　患者和医生都很明确，"站在患者的角度"是指从这个角度看到我们所面对的问题及追求的目标，但二者对内涵的明确程度却存在差异。对医生来说，这只是一种职业，在5分钟内完成诊疗；而对患者来说，这是涉及自己身体是否能够恢复健康的重要议题，是未来如何尚且不知的迷茫状态。

若站在患者的角度，医生会有与患者一样的目标感，诊疗过程便是答疑解惑，是去设计一项微型工程，甚或是去创造一个不小奇迹的过程。医生需要如此去思考问题，并将内心世界展现给患者。

3. 要素三：走出不一样的路径　医生与患者站在一起，面对共同的问题，但是医生却有其独特的路径，对患者来说，这种差异至关重要，让其感受到医生是可以依赖的，并有能力实现目标。

对医生来说，这种差异促使其走上专业化的诊疗之路。医生与患者处于同一个起点，追求同一个终点，但却与患者走在截然不同的路上，这正是医生的神奇所在。

（四）与患者站在一起的实操

与患者站在一起也有一些实操技术，以下提供一些参考性做法。

1. 扩大提问的话题　医生以提问作为与患者交流和沟通的开端，其首要任务是要完成对患者病情的诊断过程。在传统中医学，这是"望、闻、问、切"，现代西医的诊疗更多地借助仪器，但适度的对话也能提供一些背景信息。

在此，医生应扩展提问的话题内容，不仅涵盖正常的诊疗过程，还包含诸多其他方面。首先，关注点由核心的治疗技术，扩展到外围的辅助信息。这或许对于诊疗过程并没有实质性帮助，但却让患者感受到被关注；其次，关注点应从关注他们的身体信息扩展到情绪等心理方面，关注诊断身体疾病的同时，也要关注患者的心理过程。尽管后者看似对疾病的诊断无益，但对于建构人格化的信任却很有益。

医生提问的话题和态度，让患者感受到医生是与其站在一起的。提供这些信息尤为重要，有时甚至超越于核心关注点，医生也能获得边缘层面的信息，或许能为诊疗提供真实的帮助。同时医生对患者特定心情和状态的理解，会使患者在医生这里找到归属感，找到能理解并一心一意帮他解决问题的人，从而迅速建立起人格化信任。

这是一位乡村医生亲身经历的故事。有一对夫妻，上午妻子来看病，下午丈夫也来看病，两人的症状相同，都是头痛、睡不好，都希望能吃一些安眠的药物。医生原本可以很快地解决问题，但对丈夫问诊时，医生察觉到问题所在，没有马上开药，而是让其他患者稍等，将诊室门关上耐心询问到底发生了什么，丈夫看到医生如此关切，说出夫妻二人最近闹矛盾，妻子生气回娘家，因此而失眠、头痛。医生得知情况后，索性放弃给丈夫开药，转而劝导他，希望缓和夫妻之间的矛盾。丈夫听从医生劝导，回家后主动与妻子沟通道歉，双方重归于好。从此以后，这对夫妻非常信任这位医生。

2. 以患者为中心展开服务体系　在医生和患者的对话中，有两个不同的重点：一是以医生为核心；二是以患者为核心。后者对话的源头是患者的背景信息，是他们自己内心中的苦痛，是医生已经听过千遍万遍的琐碎细节。但每位患者都是独特的，可以从此处开始展开对话，逐步深入并系统化话题。反之，以医生为核心，会迅速进入对病情的诊断，完成专业操作中所要求的那些基本流程。

以患者为中心打开话题有三个好处：①每个患者在诊疗过程中都能感受到自己的与众不同，而非被同化于千千万万个相似的患者；②患者在这个诊疗过程中释放压力，建立情感关系；③医生也因此更加精准地诊疗患者的病情。

在医疗卫生和教育两大公共服务领域，有两种相对立的服务展开方式。一种是以服务对象为核心，另一种则是以服务提供者为核心。在教育领域，对此会有更为清晰的认知。例如，教育学生时，以教师为中心，即为自上而下灌输式的教学方式，而以学生为中心，则需要因材施教，关注每个孩子的兴趣爱好，激发他们的自我潜能，协助他们建立良好的人际关系。在医疗服务领域，从起点开始就必须以每个患者为中心展开诊疗，然而，这仅仅是医疗技术层面的要求。如果能将这种从患者出发的角度，从纯技术层面延展到心理人格层面，将会获得意想不到的服务效果。

在当下社会，各个公共服务领域都在强调服务质量，强调以人为本，在心理层面、人格层面上做到以患者为中心，这也意味着打开了新的潜力空间。

3. 增加患者表达的机会　患者自身的表达既可消除其内心焦虑，又使其感受到医生与之站在一起、共同解决问题。因此，不应该单纯从医疗技术的角度将其视为浪费时间的行为。患者的表达有时是回答医生的提问，有时是在对话中倾诉心声。

总而言之，医生在诊疗过程中，需运用提问，在硬性医疗服务方面实现诊断目的，在软性医疗服务方面让患者感受到医生与患者站在一起，实现建构人格化信任的目的。本书为读者提供了上述三种技巧作为参考。在实际操作中，读者可以依照自身经验，掌握"与患者站在一起"这一基本原则后，发挥创造力地探索适合自己的诊疗模式。

五、责任主体归位：共享决策

要使患者成为责任主体，有更进一步的方法，相当于前文所讨论的人格化信任的基础上再深入一步，即所谓的共享决策。共享决策是指医生和患者共同参与决策过程，以达成最佳治疗方案。

（一）一种临时性的决策参与

本章初始呈现的案例可以作为讨论共享决策的起点。在该案例中，医生面临决策难题，根据他的专业经验判断，应该立即为患者进行手术。然而，若医生和患者之间缺乏人格化信任，由此产生的合理风险却需由医生一人承担。如何使患者成为责任主体，仍是尚未解决的难题。

在此，提出另一种可能的方案：医生首先召集患者及其家属，告知患者的病情，共同探讨相关信息、备选的治疗方案及相关风险，共同决定是否立即做手术。这种临时性的决策过程是针对一个具体行动方案共同参与、决策，被称为医生和患者之间的共享决策。

共享决策的原理与公共物品中集体成员参与决策的原理相同；其所起到的效果也是类似的。二者唯一的区别在于，共享决策是临时性的，针对特定的环境下的具体事件做出决策。理论上，共享决策备受推崇，现已成为以患者为中心开展医疗服务的重要方法。

（二）共享决策的简易模式

为了使读者更容易理解，以下采用一种简易化的模式体系来表达共享决策的操作过程。

第一，将诊疗时间加长，由5分钟延长到20分钟。在基层医疗领域，如果按照流程化的诊疗要求，5分钟或许就已足够；然而，把5分钟延长到20分钟，以涵盖更为丰富的医患互动内容。

第二，详细了解患者的生活习惯和既往病史等，明显需要用超出5分钟进行深入询问。收集到这些信息后，医生可以将其整合成一个全面的个人信息背景体系，以此为基础进行症状诊断，这将使诊疗过程更加系统化，避免遗漏特殊情况。此外，这可让患者感受到医生如同自己的家庭医生，全面掌握自己的身体状况，从而既能产生技术层面的信任，又能建立人格化的信任。

第三，医生掌握患者信息之后，以通俗易懂的方式把相关专业知识告诉患者，让患者充分了解可能采取的不同治疗方案及其优缺点。然后让患者表达自己的想法；同时，医生也表达其观点。患者可以采纳医生的建议，提出疑问或继续咨询，也可以坚持自己的选择。务必确保患者全面、清晰地了解相关信息。

上述步骤是将一般化的诊疗转化为共享决策的过程。由此可见，共享决策不仅体现在"与患者站在一起"，还加入了共同决策的过程。"与患者站在一起"使患者责任主体归位，共享决策的加入使患者的知情权和决策权得到更好的保障，让责任主体归位更为彻底，对于复杂且风险度高的病情诊疗，共享决策更具优势。

（三）共享决策的最基本形式是知情同意

管理学中的"知情同意"是医疗服务领域中必不可少的最基础手法。若做不到位则可能产生巨大的"漏洞"。以下通过一个小故事来感受"知情同意"的重要性。

早年间，有一个致力帮助西藏地区先天性心脏病患儿的治疗与康复的公益组织。他们全程资助西藏的患儿和家长乘坐飞机到北京顶尖的心脏专科医院进行针对性的治疗和康复。资助先天性心脏病患儿的手术，通常只选择简单的类型，由于复杂手术的风险极高，患儿很可能因此失去生命，所以几乎不选择复杂手术。在一次救助过程中，该公益组织遇到一名病情非常严重且复杂的先天性心脏病患儿，患儿非常痛苦，公益组织未与患儿家长充分沟通，告知手术风险和可能的后果，便与医生商量后决定为患儿做手术。遗憾的是，这次手术非常危险，患儿在手术过程中一度生命垂危，虽经急救，但医生最终未能挽回患儿的生命。由于在事前没有充分告知家长手术的风险和可能产生的后果，当患儿家长听到孩子离世的消息时，感到极为悲痛和意外，他们指责公益组织和医院，没有事先征得他们同意便擅自给孩子手术，导致孩子无辜丧命，要求公益组织和医院必须给出解释并赔偿，否则他们绝不罢休。

这个故事就是因为缺少共同参与和决策的过程，才导致了这一结果的出现，这是典型的责任主体没有归位的表现。即便是公益组织也需要补上这个过程，要充分尊重服务对象的选择权，保障其知情同意。如果是涉及多方利益或较为复杂的情况，可以共同参与决策，以议事协商的方式让大家达成共识。总而言之，知情同意是医疗领域的基础性做法，即便其可能无法彻底解决问题也必须存在。

（四）基于专业化的知识做出生活化的决策

医疗服务领域中，有一类诊疗服务始终如一地遵循专业的路线，患者很难参与其中。这种情况下，我们需要将重心放在医生的决策上。

另一种情况是，治疗的方案虽然专业，但在不同治疗方案之间的选择却是生活化的。例如，当看到孩子感冒发热，体温升高时，母亲心急如焚，带孩子到医院后松了一口气。然而，此时她又面临选择何种治疗方案的困惑。过去，医生倾向性做法是用抗生素治疗，好处是退热快，患儿能快速感受到治疗的效果。

如今，患者及家属可接触到大量丰富的信息，他们会对医生的治疗方案产生怀疑，例如本次治疗是否会破坏孩子的免疫力？在许多疾病的治疗中，都需要在两种不同方案中权衡，一种是见效快，但不良反应明显；而另一种则是见效缓慢，但不良反应小，对免疫力的恢复更为有效。

如果面对患者的质疑，医生仍选择遵循传统方法，就会产生冲突。因此，在这个时代背景下，引入共享决策显现出了独特的优势。在确诊后，医生告诉患者有两种不同的治疗方案及其利弊得失，然后与患者共同讨论、选择。这种做法既尊重了患者的知情权、选择权，又使患者责任主体归位，与医生共同承担治疗方案中所伴随的相关责任。

共享决策涉及的要素包括：①医生要明确可行的医疗方案，并让患者明了情况；②让患者了解各种医疗方案的优势和缺陷；③满足以上条件，患者便依据个人偏好决策，这被称为生活化的决策，而并非专业决策。这种情况下，患者完全有能力参与其中。

（五）几条不同的诊疗因果链

1. 三条诊疗因果链 医生在诊疗相关环节中，会出现以下三种类型的行为。

A：医生依据专业知识→做出专业领域里的判断。

B：医生依据专业知识→做出诊疗范围内却是生活领域里的判断。

C：医生依据专业知识→做出超出于医院医疗服务范围的生活领域里的建议。

三种情况都需要以医生的专业知识为基础，它们都是因果链的起点，然而终点各异。

在情形A下，医生需要根据病情做出治疗决策，如手术方式、器械选择等；在情形B下，医生需要结合专业知识和患者的价值偏好，制订合适的治疗方案、治疗程度，甚至决定是否治疗。而情形C，已超出医院和医生职责的范围。

公立医院有一个有趣的现象，职业医生在A和B两条行为链条上，严格遵循程序，不会多说任何职责范围外的事情，行为链条C更不会涉及，这似乎存在明确的行为边界，这被称为医生的职业习惯。

在情形C中，由于患者责任主体缺失，导致无效概率的责任无人承担。因此，医生会尽量规避能够规避的责任。依据专业的知识的确可以提供更好的生活化方案的建议，因为在专业能力达到一定程度时，会有一种最佳的选择方案。然而，即使如此，医生也不会主动提出建议，因为即便是最佳方案也存在一定的风险，当患者无法承担自己的责任时，这些风险就会落到医生头上，因此他们不会提出心中的答案。

在A、B两种情形下，医生只要严格遵守医疗服务程序规范，即使出现风险，责任也不在医生。这是医生的自我保护，而非对患者的关爱。

2. 共享决策的作用空间 上述情形中，共享决策就有了用武之地。

B和C两种情形都属于共享决策的应用范围，医生只需要把依据专业得到的判断呈现给患者，由患者亲自参与进行生活化的决策。医生与患者的沟通，一方面将医生的专业信息传递给患者，另一方面患者的个人价值偏好也呈现给医生，双方共同决策即可。

共享决策的结果产生A、B、C三种情形的分化。在情形A中，患者将决策权完全交给医生，其知情即可；在情形B中，让患者从不知情到知情再到共享决策；而情况C则可视医院的具体情况而定。有些医院拥有医务社工团队，他们愿意给患者提供覆盖半径更大、业务范围更广泛的服务，因此，可以让患者责任主体归位，并为其提供更多的走出医院式服务。

六、回到本书的主干道

回归全书主线，重新审视本章探讨的议题。有两点需要特别强调：①本章所讨论的服务手法该如何定性？比如，它与一般社会服务的目标有何不同？②运用该服务手法需要医生具备相应的服务动机，并考虑动机成立的前提条件。

（一）责任主体归位：该服务性质的判断

按照常规，当打开医务社工服务技巧的篇章时，其核心内容大致包含两部分：一是如何提升医生的诊疗技术；二是如何提升医生的软性服务技术。

而本章内容既非讨论硬性服务技术，也不是讨论以改善人的心理满意度为目标的软性服务，其试图解决如何让患者的责任主体归位的问题。这需要思考患者责任主体归位究竟如何实现？为什么"双轮驱动"没有涵盖它？

实际上，患者责任主体归位是进行正常医疗服务活动的基础，它比硬性服务技术和软性服务技术都更为根本。若未实现患者责任主体归位，整个诊疗服务的过程便陷入"掉底"的运作体系之中。

传统的乡村医疗服务体系中，我们只讨论双轮驱动，并没有讨论患者责任主体归位，主要是因为其双轮驱动机制相当完善，软性服务能够有效建立人格化信任，可以自动解决患者责任主体归位。在现代医疗服务体系下，制度化监管体系越来越盛行，患者责任主体归位这种兜底性的原则遭到了破坏。

强调双轮驱动及其所要实现的目标之前，先要强调患者责任主体归位这一更为根本的运作原则。在寻找解决方案的过程中，我们发现软性服务本身可以让患者责任主体归位。另一种方法就是共享决策。共享决策将患者的决策权归还给他们自己，或者医生与患者之间协商。这种方法是患者责任主体归位更本质的做法。

共享决策让患者享有知情权同时参与到决策之中，而不仅是责任主体的委托。但通过软性服务建立人格化信任则更为简易和适用；其虽不是责任主体归位的高级形式，但医疗服务属于高度专业化领域，能让医患之间建立信任关系，患者通过信任关系而将决策权托付给医生，是一种难得的结果。

（二）医生做出努力的前提条件

本节探讨了让患者责任主体归位的多种方法，其中最有效的是"与患者站在一起"和共享决策。其共同前提是医生必须有这样做的内在动机，但这个颇为苛刻的要求该如何满足呢？

回到第二篇可以找到答案。我们讨论了市场化、社会化和体制内三种不同的运作机制，在这些不同的机制中蕴含着激活医生内在动机的答案。其包括以下四个条件。

条件一：营利性＋公众选择。医院是营利的，同时公众拥有自主选择的空间，医院为患者提供服务，患者支付报酬，我们猜测有70%～90%的医疗服务工作者能在这一通道找到出路。传统的乡村医生的医疗服务模式就是如此，形成三合一的职业观，即营利、事业和品德三合一的激励。营利是医生提供好的服务，患者欣然给予报酬；事业是医生不断精进医术，为患者治好病获得事业上的成就感；品德是医者仁心，富有责任感。因此，医生的内在动机和承担风险、获得营利是相互耦合的。当下若能把医院的营利性精髓做实，使患者拥有自主选择的空间，就会促使医生选择与患者搭建人格化信任关系，实现双向选择，医院将不再陷入唯利是图、恶性营利的境地，而是走上一条有效的发展道路。

条件二：医生的公益需求＋公益组织的形式。若医生有公益需求，就允许并鼓励其去建立或参与一个公益组织或患者自组织，让其公益动机得到释放。我们预测，15%～40%的医生尤其是顶尖的医疗专家通过这种方式与患者建立人格化信任关系。

条件三：成为体制内好医生的内在要求。在公立医院中，上级会倡导医生弘扬美德、端正作风，对表现突出的先进典型给予表彰。或许会有5%～15%体制内的好医生选择这条道路。这一比例相对较低，因为根据前文分析，体制的管控可能会抑制人的良好的动机。

条件四：医院有需求＋社工机构的助力。医院想要追求更好的发展，但动机没有传递到一线医生，医生内心中缺乏这样的动机和激励，则医院可以聘请社工机构来帮助医生与患者建立人格化信任关系，这或许能解决30%～50%的问题。

公立医院向市场化方向的理想模式转移，与社会组织的良好合作等通道和路径都是可行的，但比例不尽相同，以上猜测的比例数值仅供参考。

无论是市场化还是公益化，都会激发医生内心的营利动机或公益动机，以及医院想要良好发展的动机。只有在这些动机的驱使下医生才愿意与患者建构人格化信任关系，勇于承担更多的责任，使患者责任主体归位，共同承担责任。否则，无效概率的现象会频频发生，医生与患者将陷入双输的境地。

第七章　患者焦虑的解除

在现代医疗服务体系中，医生不仅要应对患者的生理疾病，还要应对其心理焦虑。为此，我们专门使用"隐形医生"一词，以凸显其在心理治疗方面的重要性。

值得注意的是，应对心理焦虑所需的技术与临床诊疗技术截然不同，其更多地源于社会科学领域。本章试图运用社会服务的有关理论和手法，提炼这一技术体系，并将医生在实践中的有效方法梳理和总结。

一、无法回避的患者焦虑

（一）一个案例的呈现

故事发生在河南某地的社区卫生服务中心（以下简称为中心）。2022年底流感肆虐，很多小朋友因病毒感染发热来中心就诊。某天，中心的程医生接诊了一名高热不退的患儿。家长以为是流感，心急如焚，就诊时不断地催着程医生："快点给孩子开一些退热的药吧，实在不行给孩子输液也行，让他快点好。"

程医生先是安抚孩子和家长的情绪："先不要太着急。通过刚刚的问诊和把脉，我认为孩子的发热并不是由于流感引起的……我想先了解一下，孩子昨晚吃了什么东西？"

家长不以为然："昨晚我们就正常吃饭，孩子没吃啥坏东西啊，不可能是积食，你快给他开药，输液就好了。"但程医生并没有放弃自己的判断，他再次安抚家长说道："我先问一下孩子，你不要着急。"在程医生引导下，小孩说："我昨晚做作业的时候有点饿了，就吃了5根火腿肠，还吃了面包……"程医生确定孩子是积食引起的发热症状，对家长说道："你们不用太担心、太着急，我先给孩子开一些消食的药，先按时按量给孩子吃药，后续有情况随时联系我。"

第二天下午，家长给程医生致电道谢，称孩子病情明显好转，用药非常见效。

这是一种典型的患者焦虑现象，医生洞察后，可采用几种不同的应对策略。一是医生要排除干扰，在自己的内心中向患者发出诸如"闭嘴"之类的严苛指令，并反问患者："是听你的还是听我的？"；二是调整自己的心情，沉默地接纳或忍耐。此外，医生还可以有更积极的方式，将消除患者的心理焦虑作为自己的目标之一。

上述案例，我们更多地关注后者，治愈疾病与消除心理焦虑同时实现，这是一种积极医疗模式的具体体现。有时，医生需要在诊疗前就化解患者的焦虑情绪，提高患者的就医依从性；有时，随着疾病本身的消除，焦虑也随之解除；在其他情况下，疾病与心理焦虑需要分别处理。

（二）医生需要认真面对患者的焦虑

面对患者的心理焦虑，医生的最佳策略既不是排斥，也不是回避，而是认真地面对。我们从以下两个角度来探讨。

首先，患者表达心理焦虑实际上是向医生的求助。患者遇到困难，在医生面前彻底释放出来。他们将身体的病情与心理焦虑一同暴露，希望获得医生的帮助。

基层医院是能够较好地建立医患信任基础的场所，患者病情和心理焦虑暴露的程度也较高。因此，第一步是正确地解读患者的焦虑现象。如果用抵触和回避的方式来应对，单用医疗技术的方式与患者打交道，则很有可能将患者的焦虑引向愤怒。

比如当患者对治疗结果不满意，又或遇到一个意料之外的负面结果或信息时，都有可能引发愤怒。虽然医生在诊疗过程中具有主导地位，但对待结果的态度却由患者决定。若结果令患者满意，则无可挑剔；若结果令患者失望，愤怒之情自然就会爆发。而且，患者的情绪从焦虑转变到愤怒，其所针对的目标也会发生变化。在焦虑之时，患者针对的是疾病，寻求医生的帮助；然而，情绪转到愤怒之时，其目标则明显指向医生或医院。医患冲突最初的罅隙或许就是这样产生的。用人格化信任的话语体系来解读：患者在向医生暴露焦虑时，处于人格化信任的一端，他们变得愤怒时，就会跌入人格化信任深渊，也是信任解体的时候。因此，积极面对患者心理焦虑问题，不仅是对患者的心理状态负责，更是在建立医患之间的人格化信任。

其次，尝试站在患者的角度来思考问题。在科技尚未发达的时代，人们患病后有不同的应对策略，"小病扛一扛，大病找医生"，甚至迷信"特殊"医生的救治。患上严重疾病，只能听天由命。总而言之，那个时代的人们在疾病面前虽然无助，但其心理上却是依靠自己来解决问题。

现代医疗服务体系，人们将自己的身体托付给专业人士和职业化的诊疗体系。这看似进步，然而，人们却逐渐失去了掌控感，甚至对治疗过程的基本信息和原理等都处于一知半解的状态。有这样一个很贴切的比喻：人们患病必须进医院治疗时，是将自己的身体置于一个暗箱之中，在这里会有怎样的境遇，预期能产生怎样的结果，患者是不清楚的。因此，心理焦虑自然产生出来。尤其是当父母看到自己的孩子患病时，他们甚至比自己患病更加焦虑。从患者的角度思考问题，整个问题体系便通畅起来，我们该如何做也变得更加清晰。如何消除患者的心理焦虑成为医生所要面对的一项新课题。

（三）解除心理焦虑：在医生这里是有解的

从医生的角度来看，患者的焦虑或许并非必要。

首先，在医生看来，只要投入治疗，疾病便可以消除，这也是医生的专业性所在。面对疾病，医生和患者的感受和理解截然不同。

其次，医生并非患者本人，他们能以独立、客观的角度看待疾病。当疾病降临自身时，人们往往会感到恐慌。从医生的角度，作为第三方来审视，则更加客观。因此，焦虑并无益处，也没有必要。

再次，即使是一些重大疾病，甚至是不治之症，也是医生的职业常态。他们只要做了相应的努力就能够接受任何结果。但对患者和家属来说则完全不同，其身体与生命无比珍贵，不容出现任何差错。因此，医生与患者看到的情况自然不相同。

最后，对于重大心理与身体疾病，医生有更多的解决方案。例如，身体疾病可以转诊；对于严重的心理问题，也可以引入像医务社工这样的专业力量，按照专业化工作流程处理。

（四）将解法变为现实

消除患者心理焦虑的能力，在医生看来是可行的，然而却未能传达给患者。医生在试图将观点传达给患者时，往往会遇到沟通上的障碍。因此，医生的这种解决方法仅仅是"理应如此"，是基于医生自身技术的判断。

如何将这一解决方案付诸实践，是我们所面临的问题，需要在医生与患者之间的沟通方式上加以改进。这是一种特定的社会服务技术，是除了医生的诊疗技术之外的另一项软性服务技术。

（五）隐形医生的比喻

当医生试图运用软性沟通技术来消除患者心理焦虑的过程中，其在生理治疗之外的新角色称作"隐形医生"，原本生理治疗角色称为"显形医生"。一个全面且胜任的医生应兼具两种角色。

作为隐形医生，他们需要面对各种类型的患者心理问题。上述案例仅是特定的情形，实际上还有更多的情况。例如，急诊科患者常伴有焦虑、恐惧、急躁不安、绝望无助和否认病情等心理特征。在医生看来，每种表现都是消极的、负面的，甚至是没有必要的，医生需要把正面的、积极的信息传递给患者。再如，失代偿期肝硬化的患者在被诊断出来后害怕面对现实，不能接纳自己，这让许多医生感到束手无策。

这些问题都需要隐形医生来解决。学者阿瑟·克莱曼区分了疾痛和疾病，疾痛是指人难以避免的患病经验，它是生活化的，是患病经验和主观体验；疾病则仅仅是一种生物结构或生理功能的变异。因此，医生有时仅仅描述疾病，而不描述疾痛，如今医院和医生希望能清楚区分疾病和疾痛。这种区分可以用"隐形医生"和"显形医生"功能差异来解释。

二、工作手法的核心：界定

（一）界定及其作用发生的原理

1. 主客观状态的非——对应性　医生面对一位重病患者，该如何判断这位患者的现状与未来？

我们需要将这个问题划分为两个方面深入探讨。首先是专业层面的判断，即医疗领域的专业化解读。在这个领域里，没有模棱两可或可随意调整的空间。其次是由专业人士进行的主观判断。比如，我们该如何看待这种病情？患者是否因此而消沉？疾病如此严重，患者的生命还有价值吗？患者是否有可能恢复健康，重获希望？

后者最显著的特征在于，客观状况和主观判断之间不存在固定的一一对应关系。因此，对同一种客观状况的判断受个人因素的影响，如能力特点、心情状况、人格发育水平、能量感的高低等。面对同一种客观状况，有人风轻云淡，有人神色凝重；有人感到希望满满，有人认为困难重重。

因此，人们对某一客观状况的判断都具有很大的可塑性，也会受到他人判断的影响。例如，当遇到专业人士时，人们会观望，若此时这位专业人士给予积极的判断，人们就会一改自己的负面状态而变得积极。

在医生为患者诊疗的全过程中，医生的观点就会自然而然地影响患者的态度与判断。此外，医生具有专业性，看待问题更客观，态度也更积极乐观。因此，医生就会将自己的态度和判断，以一种特定的方式传递给患者，对其产生影响。

2. 界定的含义　界定是指医生对于事情的判断，会在当时的局部环境下，产生诸如乐观或悲观、轻松或凝重的一种极具个人色彩的氛围，这种氛围又会自然地影响到在场的患者，从而影响他们的主观状态。

以乘坐飞机为例。飞机遇到不稳定气流会发生颠簸，小颠簸很常见，但大颠簸会让人心生恐惧，心理素质较差的乘客甚至会发出尖叫，如果突然一个孩子大哭起来，整个氛围就会更加紧张、慌乱。此时，这位乘客和这个孩子的表现正是在界定整个氛围。

若这时广播中有一个平和而冷静的声音告知大家："女士们，先生们，我们的飞机遇到气流有一些颠簸，但请放心，这是正常现象，为了您的安全，请务必系好安全带。"这将带来一定程度的镇定，也是在界定氛围。

如果这时广播中传来的是严肃的讲解，比如："我们遇到了不稳定气流，这些不稳定气流的范围有大有小，方向和速度也各不相同，飞机由一个涡旋进入另一个涡旋，就会引起振动。当飞机的自然振动周期与乱流脉动周期相当时，飞机颠簸就会变得十分强烈……"这时乘客大多听不明白，即便听明白了也未必能减少担忧，人们更多地会依据说话者的声调状态来判断事态的状况。

3. 界定所追求的效果：区区小事，不过如此　可以构想一个让界定发挥最佳作用的场景：医生在给患者做诊疗时，结果或许很轻，或许很重，在任何情况下，医生都以淡然的态度，认真并充满信心地认为，区区小事，不过如此。于是他便可以在当时的诊疗环境中，制造出特定的轻松氛围，并且将这种氛围传递给患者，消除患者的焦虑。

当然，医生也完全可能呈现出相反的态度。比如，他认为患者的病情很严重，甚至连他自己也开始紧张。这些负面情绪也会通过界定的方式传递出去，影响到患者的态度。显然，医生应该尽量避免这种情绪的出现，以免增加患者的焦虑。

4. 医生专业能力的新运用　"界定"可以让医生的诊疗技术在两个层面上发挥作用。第一个层面，专业应用于治病本身，医生的水平越高，疗效自然也更好。第二个层面，专业应用于界定，当医生具备更高的专业技术水平时，就能够更客观、明晰地看待患者病情，心中也有一套完善的治疗方案，不会像患者那样陷入悲观、沮丧，反而多了一份战胜疾病的自信，界定便在此发挥作用。

界定是自然而然地发挥作用的，即便医生不谙其背后原理，其仍在发挥作用。若医生意识到界定的存在，可以更主动地利用它。医生可以将自己的心态调整到更健康的状态，以影响患者情绪，消除其焦虑。

医生总是遵守循证原则，要有事实支撑和专业依据。但医生既然在能量感上占有优势，就应好好利用，并传递给患者，这和医疗本身的专业并无直接关系，但可以正面放大其专业效果。

（二）界定发挥作用的方式

1. 一种自然的表达方式　界定不需要做特意安排，甚至在我们不知有它之时，它就已经存在并实质性地发挥作用。我们可以相信患者"察言观色"的本领，相信他们对周围环境的敏锐感知。即使没有这种能力，界定依然会发挥作用，因为特定的氛围会自然作用于该空间中的每个人。

2. 弥散化地传递作用　弥散化界定作用的第二个特点。界定的发生可以广泛分布在医患互动的各个环节，渗透于每一个细微的空间中。只要存在医患之间的各种语言、肢体与表情、治疗方案等方面的交流，一个人内心中的信息就会不自觉地"暴露"出来。比如，医生很坦然地拍拍患者，微笑一下；给患者一个建议；或者说话时坦然程度，一个眼神和动作；或者跟护士悄悄地一个嘀咕，都是在界定整体氛围。

3. 特别性地出现于典型的场合　最关键的是在得出诊疗结果时医生传递信息的方式。比如，一颗牙齿保不住了，或发现肿瘤是恶性的。如何恰当地表达这些情况是一项重要技术。若想保持风轻云淡的氛围，最好将其外化。

医生为患者提出生活中的建议，尽管所有的方案都要依据医生的专业能力，但有时也需要加入人格化沟通（如在建立人格化信任的基础上），此时便有弹性变化的空间。比如，建议患者"你回去想吃什么就吃什么吧"，这种表达既可能意味着病情已经相当严重，是消极的界定；也可能意味着病情已经基本康复，是积极界定。

4. 界定是相互的作用　界定是相互影响的过程，而非单向的。在特定场域，每个人都在表达自己，都与这个场域以及所有在场的人产生不同程度的界定作用。然而人们往往倾向于选择积极、自信坚定的声音。因此，在医患关系中，患者也会对医生产生影响。比如，患者过度悲伤和恐惧会让医生感觉到为难、同情，但又束手无策。

当化验结果显示患者患有重症疾病时，医生该如何将结果告诉患者呢？因担心患者产生绝望的情绪，医生会采取小心翼翼的态度，然而，正是这种小心翼翼的态度会让患者感受到问题的严重性。因此，由患者的恐惧、绝望的情绪所主导的界定占据了上风，并循环往复。显然，这不是我们所希望的。

本书主张由医生来主导的界定，其中充满着专业的能力、合理的判断、理性的对待，以及基于对患者关注基础上找到出路的信心。

5. 界定的精髓："至少我是这样认为的"　应鼓励医生遵循以自我为主的界定原则。医生以自我为主，用特定的方式为患者解读病情，而不是依据患者的心情来决定是否要小心翼翼。

至于如何解读，有专门的医疗技术，但这都是医生围绕着"我来界定"的原则展开。对医生而言，或许客观上患者病情的确严重，可能带来痛苦，或者带来一场巨大的挑战，患者将会面临崩溃，但这不应影响患者精彩的人生，以及此刻生命力的展现。

此外，它还传递出：作为患者，你可以痛苦，可以崩溃，但作为医生，我不会被你带偏，而是引导你进入我的轨道。我理解你的痛苦，会给予关注和安慰，但这都是为了更加坚定我的界定。当患者依据医生更加积极的界定而表达痛苦之时，其获得的安慰将更加有力和有效。

在诊疗过程中，患者将自己的生理健康甚至生命的判定都交给了医生。无论患者实际病情如何，患者的精神状态如何，医生都会关心患者，并坦然地告诉他们积极面对是值得的，未来是值得期待的，这将是对患者最大的负责。

（三）界定发挥作用的特点

1. **简单**　当对方焦虑时，我们常会施以安慰。然而，与安慰相比，界定的做法更为简单。原因在于，界定无须设定特定的目标，甚至无须瞄准影响对方的方向。医生只需做好自己、医术过硬、关心患者、传递爱心，其内心的信息会通过各种途径自然流露，这也体现了界定的简单性。

在界定的基础上，进一步采取鼓励患者的措施，会取得更好的效果。医生无须关注患者的焦虑，只需关注自己的职责。这种鼓励行为实际上传递了医生对患者与疾病的看法，或者说界定在借助鼓励发挥作用。这与医生内心缺乏信心，表面上却努力鼓励患者的做法完全不同。

尤其是在面对重症患者时，向其阐述道理是一项艰巨的挑战。医生需要挖掘患者的特长，并表达对患者当下现状的态度，而非现实的解决方案。在这种情况下，界定替代复杂的操作，成为唯一的选择。

2. **有效**　尽管界定操作简单，但其有效性不容忽视。在诊疗过程中，患者对医生信任度极高，虽然对医生讲述的专业知识理解有限，但却可以轻易捕捉到医生对于结果的态度。患者信任医生就会把医生的态度转化为自己的态度，这便是界定有效的基础。在极端的情况下，患者甚至无须寻找疾病的专门解决方案，仅从医生那里感知不必焦虑的信息就足够了。

对于那些对医疗治疗技术充满自信又善于与患者站在一起的医生来说，他们的界定能力更出众，其效果也将更加显著。

3. **兜底**　"兜底"是指在各种方法都已失效时，界定仍可以发挥作用。例如，有些疾病在生理的治疗已无潜力可言，要消除对方的心理焦虑，常规的心理咨询手法往往很难奏效。医生可采用的最后的策略就是与患者站在一起，用自己的状态引领其走出困境。这好比告诉患者："不必放弃，生命中仍有美好值得期待的，它并未消失。"

在社会服务的课堂上，笔者曾向学生描述过这样一幕：家中长辈已到生命最后一程，家人们围绕在老人身边最后陪伴，大家的内心都充满着悲伤和无助。然而此时，有家人站出来以自己的状态告诉大家，尽管老人的生命接近终点，但其人生很精彩，在这一刻，值得我们用愉悦的心情来陪伴。这位家人用自己的力量感将整个氛围拉升，无论是临终的老人，还是每位家人，都在他的感召下获得了慰藉，增添了力量。这里无须深究道理，只需感受到有人在展现力量。

根据界定这种作用特点，可以将其应用在更具挑战性的场所——安宁疗护的病房。人们在安宁疗护病房通常感到无助和失能，若能通过界定减轻最后时刻的无助，其潜力值得被高度重视。

三、界定的潜力：改善对事情的认知

界定的效果取决于医生的视角。以下三种做法可以让医生对患者和疾病的解读朝更优的方向转化。

（一）提升医生的专业掌控力

医生的诊疗能力就是战斗者手中的武器。有的武器使人足够强大、信心满满，也有的武器使人心生畏惧、疲软无力。诊疗水平直接决定医生对疾病的认知和态度。诊疗水平存在明显差异，基层医疗卫生机构常常邀请大医院的专家指导和坐诊。对基层医生棘手的难题，专家却可以轻易化解。在基层医疗服务体系中，要求每位医生都达到更高的水平很不现实。有一个巧妙的替代性方案：基层医生更多地去获知诊疗资讯，了解现代技术，遇到自己无法解决的难题知道怎样寻求帮助。比如，知道哪些医生可以解决这类问题，将患者向哪里转诊等。这同样可以增加自己的专业掌控力，并以此作为界定的能力基础。

（二）自我增能

在社会公益领域，有一个常用的词语叫作"能量感"。一个人的能量感表明其自我状态。一个人若能量感高，就充满信心、热情洋溢，深信"自我可以胜任"。显然，能量感取决于自己对外界的适应程度，尤其是自身目标的实现程度。若能胜任外部环境的要求，能量感自然会升高。

但能量感还与自我成长经历相关。在达到同样的目标时，有人也可能会遭到外界的质疑、打击和否定，让他觉得自己并非真正的胜任，或者让他把胜任的坐标起点定到更高的位置，充满无法达到及格线的危机感。这样，他的能量感就会降低，不安全感就会增加。

此外，能量感还受制于其当下的情绪和生活状态。例如，心情不佳、遭遇挫折或烦恼等。

在诊疗技术水平相当的情况下，不同的医生因其能量感差异，面对同样的客观结果时会做出迥然不同的判断，然后将信息传递给患者。若让界定作用发挥得更为积极有效，就需要提升医生的能量感水平。

医生应具备不断调整自身心理状态的能力，如果能够充满关爱地对待患者，会使其工作上成就感增加，并由此带来能量感的提升。从更广泛的视角来看，如果患者更善于感恩也会让医生能够迅速提升能量感。

自我增能，即医生主体通过各种方式不断提升自己的能量感，使自己处于高能量感状态，这样医生与患者接触时，可以用更积极的态度来看待疾病与治疗，给予患者有益的界定。

（三）优势视角

优势视角的内容在第五章中有所讨论，在这里要阐述的是：当人们内心认为他人具备能力和价值时，通过界定将此信息传递给对方会产生特定的效果。

1. 优势的表达之一：对方是"能"的　优势的第一个表达就是患者是"能"的：面对疾病和痛苦，他们有能力，也可以有所作为。当医生把这种信息表达给患者时，通过界定的作用，患者会受到鼓舞。医生还可以主动增加一些发自心底的鼓励内容，以界定为载体会产生意想不到的效果。

例如，临床上许多产妇因惧怕宫缩疼痛而选择剖宫产，这违背了分娩的自然规律，也会带来远期风险，如子宫瘢痕妊娠、再次妊娠子宫破裂等。倘若产科医生通过积极的语言表达赞赏，比如"你真的很棒，相信你一定可以，宝宝已经感受到了妈妈的坚强，宝宝在和你一起努力"，就可以缓解产妇的恐惧，帮助她建立成功分娩的信心。这样的夸赞能透露出医生是真诚相信她的能力，而不仅仅是安慰她或者惺惺作态。

患者受到鼓舞，不仅彰显其自身力量，更意味着其面对疾病可以有所作为。换言之，相对于患者的行动能力，疾病是可以被藐视的。因此，以优势视角来看，患者可以进入对事物本身的界定之中。

这在社会工作中被称为"为对方增能"，即通过特定的手法增加服务对象内心能量，从而使其自信。通过界定，让患者产生"我真的行，因为专业的医生都这样认为，他们觉得我在创造一个小奇迹"而因此增加能量感，更加积极地面对疾病、克服病痛、解决问题。

2. 优势的表达之二：对方是有价值的　优势视角的另一个表达是"你是

有价值的"。若医生内心深信患者是有价值的，便可通过界定将此传递给对方。虽然这并非前文所述的最典型的界定，即对事情性质的界定。这里进入了对人的界定范畴，但仍可以通过界定的方式传递。"人是有价值的"是优势视角更为核心的内容，只是在界定的过程中，人们更关注"对方是能的"，或者也可以把"你是有价值的"作为界定更为核心的要义。

四、从界定到认知梳理

界定与认知梳理，其目标都在于改变患者的认知判断，但所采取的方式和依据的内容却截然不同。界定是将认知结果以"生动易懂"的方式传递给对方，使其欣然接受。而认知梳理则是把道理摆到台面上，以对话的方式厘清思路，找到合适的路径。

由此引发思考：既然界定就可以解决认知难题，为何还要费尽心力地将其引向道理的明示层面？

（一）认知梳理：为什么对此有需求

1. 界定的力量不足　界定的确可以产生一定的影响。但在某些情况下，患者面对现实时，会陷于更深的困境，界定仍不足以解决他们的问题。这时，需要沿着用界定构建的认知起点向更深处延伸，构建更系统化的认知。这需要为患者进行体系化与逻辑化的认知梳理，使其到达这种认知水平，从而以更强有力的方式应对困境。

有时患者确实需要面对着复杂的情境。例如，每对失去孩子的父母都会自责，尤其是那些因孕妇不慎流产而痛失骨肉的人。事实上，许多流产没有明确的原因，正因如此，孕妇更容易陷入自我怀疑的漩涡。一方面是失去孩子的痛苦，另一方面她将责任归咎于自己，强烈地自责造成其沉重的负担。

此时，可以尝试通过认知梳理帮助她调整状态。例如，告诉她流产发生的比例是多少？这是否属于客观正常范围内的事情？再如，流产是否因为胎儿的健康水平还未达标？当然，孕妇会认为是自己的原因导致了流产，这是自责产生最根本的源头。即使真的是孕妇自身的责任，已然成为既定事实，则依照合理性原则为她梳理认知，比如，未来该如何改善？引导她面向未来的宝宝，前瞻这样一件美好的事情，追求一个新的目标。通过认知梳理为她增添新的知识，扩展新的视野，可能会明显地减轻她的自责，这就是认知梳理达到的效果。

2. 患者的疑虑太深　患者接收的信息来源众多，既有来自医生的专业意见，也有患者自行查询、交流与沟通后获取的五花八门的零散信息。尽管后者可能存在明显的科学性逻辑缺陷，却也能被患者接受甚至深信不疑。因此，这种非正式方式获取的信息就对医生为患者提供界定提出了挑战，需要把界定背后的道理更深度地呈现。

例如，在乙肝病房里，弥漫着一股阴郁的气氛。每位患者都知道自己感染了乙肝病毒，也清楚乙肝是很难治愈的。患者就会产生难以彻底排解的深深的恐惧，同时患者之间会产生情绪共鸣和流言蜚语。当有一个人特别恐惧，就会带动整个病房的恐惧氛围，使疾病被妖魔化。有人说："只要一得这种病，就得背负一辈子，无法疗愈，所有的药物治疗只能减轻症状而已。"还有人说："得了这种病之后，20、30岁时还没有太多问题，到40岁之后，很多人就不行了。"也有的说法是："得了这种病以后，人的一生就废了，更别想干重活了。"这些似是而非的信息在患者间广泛传播，亟须医生揭示真相。

3. 针对尚未引起患者注意的情形　病理现象与医疗服务过程，本应引起患者关注，但其却视而不见。这种情况下，仅仅通过界定很难影响这些缺乏关注意识的患者，可以用认知梳理的方式来介入。比如，社区科普宣传等为公众做医疗知识传播的做法，就可以帮助患者来梳理其认知体系。

与界定相比，认知梳理以科学为依托，具有更清晰的逻辑，也更具说服力。因此，它是与任何具有理性思维的人对话的基础。科学正是在此意义上展现出其中的精髓。

4. 认知梳理的含义　认知梳理就是将结论背后的道理揭示出来，就此道理双方沟通对话，也可以是相互说服地辩论，最终达成令人信服的结论。认知梳理可看作界定作用的自然延伸，界定不需要明示背后道理而直接给予结论，而认知梳理则需要基于逻辑推演出结论。显然，相比界定，认知梳理是更高层次的认知改变。有时，通过界定不足以拥有改变他人的认知和判断的力量，如结论的说服力不足，或者有竞争性的结论。因此，需要从界定进入认知梳理的层面。

医生对患者进行认知梳理，实际上是将相应的道理传递给患者，使其理解并接受道理的内涵。对于医生而言，界定和认知梳理的道理体系是同源的，完全可以拿出来与患者共同探讨。当然，如果界定就能够发挥作用时，医生也会依据令其自信的道理体系，以界定的方式，为患者提供简单易行、遵守即可的结论体系。所以，无论是界定还是认知梳理，都对医生自身的认知体系提出了较高的要求。

（二）需要遵循合理性思维

合理性思维，即在困境中寻求最佳解决方案。其源于人们总是运用丰富的科学技术知识体系以及理性的思维方式构建逻辑路径。因此，对医生来说，合理性思维是其帮助患者进行认知梳理所必须拥有的基本素质。

1. 最优的诊疗策略　合理性思维的第一种情形是指，在医疗体系中，任何情况下，患者都可以寻找到解决问题的最佳方案。可供选择的最佳方案可以是一个，也可能有几个。为了得到最佳方案，需要运用最前沿的科学技术知识。这要求医生拥有高超的医疗专业技术，或者其技术不足时，就得拥有广阔的视野，知道如何在不同情况下采取不同的应对方案，包括转诊到其他医院。

2. 面对心理问题的解答　有一种非常特殊的情况：我们无法依靠当前的医疗技术妥善地解决问题，或者即便有解决问题的可能，也需要经历漫长的时间，承受巨大的痛苦，甚至成功和失败没有定数。例如，对于那些罕见病的诊疗，即便是医生告知患者病情及其含义，对医生而言也是煎熬的，因为患者可能难以接受，患者的痛苦也常使医生陷入困境。遵循合理性思维这一原则，即使面对这类难题，也必须寻求相应的解决方案；只有医生自己心中有了问题的答案，他才能将其梳理清楚，为患者讲明白，或者通过界定来主导氛围。

如果仅仅局限于医疗领域，这类问题是无解的，需将其拓展到社会与心理层面，让患者从心理上化解人生困境的忧虑与失落。解决患者心理层面问题的目标是三个回归，即患者康复之后，应该积极追求回归生活、回归社会、回归自我。回归生活是指患者要重新融入自己原来的生活体系，避免成为与生活脱节的患病状态；回归社会则是指重新参与工作和社交，恢复自己在社会功能体系中的活动。回归自我则是能够掌控自己的命运，而不被外界所左右。我们往往难以改变既定的轨迹，采用更为恰当的方式。疾病不仅摧残着患者的身体，也对他们的精神与心理产生巨大的冲击。因此，帮助患者振作起来，重拾信心，过上更美好的生活显得弥足珍贵。

引领患者改变需要有专业人士，如医生或医务社工担任这一角色。然而，要真正胜任，还需领悟其中合理性思维的精髓，为各种情况找到最佳解决方案。

3. 合理性的思维方法论　上述合理性思维可以总结为两条：①争取为患者找到出路。无论何种情况，医生都应该尽力寻找解决问题的方法，为患者提供最佳的治疗方案和建议。②依据现状判断而寻找到最优解。医生应该根据患者的具体情况和现有条件，进行科学分析和判断，从而得出最合适的解决方案。

合理性思维的对立面是情绪化，是一种无法找到解法的挫败感，是不依据科学行动而误入歧途的认知。三者并置则无法获得最佳解决方案，因此可以明确理性思维的价值及其重要性。

这里可以参考的第一个信念：治疗的尽头是生理。要想达到这个目标，我们必须认识到人的生理潜能有巨大的空间，绝不会轻而易举地对疾病束手无策。我们既要拥有先进的医疗技术，也要尊重人体强大的自愈能力，将两种极端的观点融入内心，才能释放更大的潜力。

这里可以参考的第二个信念：生理的尽头是心理。虽然每个人都知道有一天生命终会消逝，但其并没有真正接受自己生理功能体系必然会垮掉的现实。因此，医生应该比患者更明白这是人们需要放下的执念。

4. 让医学从技术进入哲学　合理性思维作为一种方法论，不仅能够给我们的具体行动提供技术指导，还可以让我们学会合理性思考。

合理性首先象征着一种科学的精神。科学是客观的，向所有人开放，我们不会因为缺少权力、金钱而受到排斥。因此，人们可以通过自身或外界获取知识架构的合理性之路。合理性代表着独立的人格，正是科学的这些美好特质，让人们不必依附于权力，也不依赖于从众心理，只需保持自己的独立思考。

科学的精神深藏两层含义：①面对事实需保持开放的心态，切勿轻言否定。身体许多奥秘或许超越了个人经验与现代医学仪器测量范围。②构建科学解读体系，不同于自圆其说、自说自话或在事实之上构筑宏大的解读体系。科学立足于事实，深化于事实之下，进入人人可以理解且广泛对话的道理层面。

（三）界定与认知梳理的合理搭配

界定和认知梳理都是改变认知的重要手段。如果医生一直忙于为患者做认知梳理，工作可能会过于繁重。因此，界定是核心，而认知梳理是辅助措施。然而，在某些特定情况下，认知梳理可能更为重要。

本文细分的情况仅供参考，读者可以根据实际情况自行决定行动方向并继续深入探讨。

1. 最好依赖界定的情形　有些情形下，界定就足够解决问题。例如，患者第一次面对新的疾病或症状就会感到恐慌。非医学专业人士常对自己身体产生各种怀疑、担忧、恐惧。比如，眼睛有刺痛感并伴有极其轻微的出血，患者会犹豫是否要去医院？这时如果医生朋友给予电话咨询，或许建议休息两天，如此简单的一句话便能令患者心安。这个医生对患者的界定并不是简单的安慰或者欺骗，是医生基于专业判断给出的建议。

在这种情况下，一个界定，一种解读，一个判断，显得尤为重要。作为医生，为那些与自己建立起人格化信任的患者做出判断，既是为他们指明一条解决问题的道路，也是为其提供心理问题的解决方案。在此，心理问题的解决尤为重要，因为对于从未见过的疾病，患者容易心生恐慌和害怕，作为医生，需要给予他们心理"镇静剂"。

2. 不得不依赖界定的情形　在医学领域，最为棘手的莫过于所谓的绝症。有些读者会困惑："这个时候还需要什么社会服务？要么就竭尽全力治疗，要么干脆放弃。"然而，恰恰在这种情况下，社会服务显得尤为重要。临终关怀便是针对生命最后阶段的人们所提供的服务。对于旁观者而言，看到的是一个生命即将走到尽头的人；而对于患者而言，这几周的时间却可能决定着他的生命质量。

传统观念中的"养儿防老"，实质上反映了人们对生命最后时光的珍视，因为它是生和死的分界线。一个人在生命最后阶段所受到的对待，似乎代表着他的生命质量如何，因此显得更为关键。

面对生死问题，何去何从？最好的办法还是界定，但必须是高级的界定。平日看待生命与此刻对待生命截然不同，平日里，尽量活着、尽量救治、尽量追求、尽量前进。但此时，生命如同秋收时节的庄稼，无须播种，尽享丰收喜悦。人生就算平凡，一定也会有成就，也应学会在平凡中发掘价值。一个人过往的种种经历，生命中的美好时光，都有非凡的价值。

当人们看到鸟儿在临死前的最后时刻，会对生命肃然起敬；看到雄狮生命的最后一分钟，也会对生命的意义产生极大的感慨。这不是悲痛，也不是留恋，而是感受到生命的壮美。当理念转变后，生命的最后阶段便如晚霞一般精彩。此时，我们不再执着于救治，也不追求让患者再多活1个月，而是通过界定让患者更加坦然地面对生命，感受更充实的人生，领略温馨的世界。

此时的患者很脆弱，需要陪伴。在界定之外，还需医生与患者站在一起，温暖地陪伴着他们。然而，医生时间有限，可委托专职角色，如安宁疗护病房，承担此责。关键在于，当专业技术难以主导时，社会服务应占据主导地位，即"隐形医生"为主，"显形医生"为辅。

3. 中间地带：认知梳理的应用空间　在最好依赖界定与不得不依赖界定之间，存在着既不易如反掌，又非完全无解的中间地带。在此，其令人望而生畏，但又蕴藏着明显的可努力空间。因此，认知梳理便具有独特的应用价值，这个中间地带可视为认知梳理起作用的领域。

随着疾病由轻到重，治疗或应对的策略也随之变化。当然，本书提出的方案只是一家之言，如何理解和接受，需要根据每个人的能力和价值偏好，以开放的心态选择最适合自己的方法。

第四篇
社会服务机构的中介弥合作用

在当下的医疗服务领域，产生了两种完全相悖的趋势。趋势之一是，医院和患者的距离在增加：患者更多地选择到上级医院去看病，因而地理距离在增加；患者不再与医生位于同样一个熟人社会中，二者间的社会距离在增加；在医疗服务的过程中，医患之间的关系也大大降温，其间夹杂着各种不信任和冲突，使人心之间的距离在增加。趋势之二是，医疗服务越来越需要与公众的日常生活密切结合。首先，公众对家庭医生的实质性需求说明，医疗服务的第一选择应该就在自己的生活场所，医疗服务应该陪伴在我们的身边；其次，社会社区治理工作的推动，使社会公众的健康需求进入到有组织化表达的通道，一线的社会组织、社区治理与医疗服务机构如何连通，是必须回答的问题，也是重要的潜力点所在；再次，走进医院之中，医疗服务越来越需要在医生和患者之间增加现代医务社工的成分，从而在纯技术性关系之外，增加社会友好和社会融合性关系。

以上两大趋势的相互背离，是一个明显的时代问题。而恰好各类社会组织的发育，为医院提供了一种全新的机会，"医院＋社会组织"的新型组合模式正在填补医院和社会之间的空白地带。这些社会组织的类型包括：社区中的社会服务机构、医院里的医务社工机构、患者的自我组织，以及其他致力医务社工的公益组织等。医院与社会机构之间的融合有多种多样的形式，可以实现多种多样的功能。

第八章 医疗服务向社区的延伸

本章以北京市某街道医疗服务体系的使用情况为例，深度分析在基层医疗服务体系供需对接不良的背景下，社会组织如何将医院的服务供给和社区的需求对接与弥合，在现代社区治理体系中打造出基层医疗资源使用的新格局。

一、案例：社工机构介入下的某街道社区健康服务

2019年某社工机构因承接政府购买社区治理服务项目，长期入驻北京市某街道，在服务过程中，社工机构发现社区老年人除了基本的生活照料需求外，疾病诊疗、康复、护理、保健等全方位的养老需求尤为迫切。随着老龄化社会的到来，老年人在医疗和养老方面的需求只增不减。

该街道社区卫生服务中心早已察觉到这一现象。他们也已积极响应国家政策，为老年人提供健康筛查、家庭医生签约、养老驿站等服务，然而，几年过去了，并未达到预期效果。调查发现，社区居民对社区医疗资源的使用存在"三不高"现象：了解度不高、使用度不高、满意度不高。为何养老照护需求水涨船高，但基层医疗资源利用率却并不高呢？

2022年，社工机构受某街道政府的委托，继续在此地开展基层医疗服务试点探索工作。在前期社区治理工作的基础上，他们将自身的医务社工专业能力和社区动员能力融入其中，试图推动建立务实高效的基层健康服务机制。通过本案例的呈现，试图回答下面的问题：社工机构是如何将原来断裂的供需关系重新实现畅通对接的？社工机构在其中又发挥了什么样的作用？我们又该如何看待这一实践背后的精髓？

（一）供需对接存在的困境

1. 基于医院的视角分析　深入医疗服务体系本身才能发现，这里存在着巨大的潜力等待释放，原来这些潜力全部封存在一些密闭的空间中，没有被人

们发现与使用。

以某街道社区卫生服务中心为例，他们具有下沉到社区开展工作的诸多任务指标与需求，其中包括应卫健委的要求到社区中进行健康宣教与义诊，完成家庭医生签约任务，开展老年人健康管理服务等。此外，医生还可以借此与居民建立良好的信任关系，获得居民的好感与认可，使其在患病后愿意来到所在医院就诊。

实际情况却与之相反，该医院有大量的服务资源被闲置，社工机构在前期调研中发现，社区居民普遍对医疗资源了解度不高、使用度不高、满意度不高。除此之外，与基层健康服务相关的工作推动起来，经常陷入有形无实的动作化服务中。

再将视角从公立医院转到民营医院，他们更具备将服务延伸到社区的强烈动机。然而，尽管很多民营医院已经将自己的服务尽可能做到细致、贴心和可信，但贸然进入社区也会因为缺少信任基础而令人生疑。这背后体现出的问题是服务资源缺乏对接与使用的方法，导致诸多资源无法产生应有的效果。

2. 基于社区治理的视角分析　社区治理是指在城乡社区（尤其是城市社区）中，让公众通过参与和自我组织起来的形式表达需求，并为其提供各类服务。社区治理（治理型社区）是当代社会希望建构的一种理想社会模式，与传统的乡土社会相并列。当代基层社会已经褪去乡土社会的传统面貌，这里充满着各种社会自组织，充满着志愿者服务体系，也充满着政府体系强力推进基层建设的各种治理举措，将其称之为网络化的组织体系（简称为组织网络）。

基层组织网络对于上部的医院和下部的社区公众，都是一种难得的资源。对于医院而言，如果能进入到组织网络的一线运作当中，就可以与社会有效对接起来，将自己的服务向下延伸到社会的更深层次。对于社区居民而言，借助于身边的组织网络无疑能更好地向上表达自身对于医疗服务资源的需求。因此，社区治理体系是连通上下两端的中间地带，更是难得的资源宝库。但在现实中，医院和社区公众都尚未发现其蕴含的潜力，长期以来处于闲置状态。

3. 基于社区公众的需求角度分析　社区公众有广泛而真实的医疗服务需求，但在实际中，这些需求却缺乏有效满足的渠道。这些需求有以下多种具体情形。

第一，当居民患上疾病，小病往往一忍了之，一旦需要前往医院看病问诊，普遍会选择级别更高的三级医院，社区医院在相当程度上被闲置。

第二，居民还有弥散于生活场景中的医疗服务需求。服务需求包括以下类型：人们需要在日常生活中就相关的医疗服务知识进行咨询；人们患上的轻微小病需要在生活中得到解决等。满足这类需求的渠道更加稀缺，虽然家庭医生的签约是解决这类需求的重要途径，但即便从表面的签约率来看，当前仍有漫长的道路需要跋涉。至于慢病管理，居民更是需要在生活空间中，借助于各种社会支持和医疗服务资源的下沉来解决，现实情形同样并不乐观。

第三，居民还有其他特殊医疗服务需求，典型的便是医养结合的需求。随着老龄化的加剧，养老服务越来越成为重要的社会话题之一，养老服务也如雨后春笋般落地于社区之中。养老服务中的场所问题、组织化问题、志愿者问题等都相对容易解决，最难以解决的问题就是医疗服务资源从哪里来。

第四，其他重要但易被忽视的需求。比如，医疗科普的需求，如何使居民学会用理性的思维方式看待健康问题，防止轻易就堕入传说、迷信、小道消息的陷阱，或被虚假广告所迷惑。

（二）为什么会出现阻隔

供需对接的阻隔是有原因的，以下从几个不同的视角来寻找答案。

1. 基于社会治理体系的分析　社会治理推动社会呈现出一番全新的面貌，典型代表便是组织网络的出现，其意味着一种巨大的资源。其一，外部医疗服务的介入可以获得新的运作空间；其二，对于社区公众，当他们建立自组织体系并进入社区治理网络后，也更容易且更有力量向上寻求医疗服务资源。如此看来，组织网络对于医院与社区居民都是可以撬动和利用的资源，但为什么没有将供需双方对接起来呢？

这里可以存在多个角度的答案，其中最重要的一条是，当下社区治理体系仍然以行政化方式推动着。具体而言，社区自组织的建设极有可能是围绕社区两委而建立起来的，社区两委又受制于自上而下的指标或目标任务要求形成自身的封闭体系。组织网络作为医院和公众对接的中介体系处于中间地带，也被相当程度行政化，于是尽管看起来这是一条良好的通道，但现实中却很难被运用起来。

对于各家医院而言，他们向准行政体系延伸是有困难的。其实，不光是医院，即便是社区以外的社工机构，他们试图进入社区拓展服务时，也会遇到行政边界难以打破的问题。社区的边界化现象如同细胞壁与细胞一般地存在。

同样是由于行政化的影响，社区居民也极少感知到组织网络可以代表自己的意愿。即便组织网络中包含了一部分非行政化的居民自组织的成分，但由于居民自治的力量仍然处于成长的初期，人们表达自身意愿的自信心和胜任感都明显不足，所以这部分自组织也无法发挥出期待的作用。

总之，社会中介地带半行政化的结果，导致医疗服务体系无法轻易地进入，也难以利用组织网络资源形成有效运作。

2. **基于医院视角的分析** 从医院角度也可以找到通道被阻隔的原因，其中又分为公立医院和民营医院两种情形。

公立医院面对的是准行政化的社区组织网络体系，他们缺乏信心进入其中。尤其是他们自身也是行政化体系的一员，受困于科层制的思维与运作模式，当面对另一个行政模块管控的领域时，通常的做法就是望而却步。公立医院的确有进入社区开展健康宣教、义诊及更多公卫服务的指标要求，但在形式上完成这些任务并不是难事，不需要专门打通社区治理的组织网络。

更重要的是，公立医院的运转体系遵循的是对上负责的主导机制。在此模式下，从院长到医生关注的重点不是如何开发医疗服务的市场空间，不是如何打通通道、释放潜力、提升资源利用效率，而是如何做好本职工作、对上负责，不出责任事故。因此，诸如打通通道、高效利用医疗服务资源获取满足需求的医疗服务的集体利益诉求未必拥有有效的利益代言人，不管是医生还是院长都需要客观分析他们的个人利益与医院整体利益的重合度。

民营医院则是另外一种情形。坐落在本街道内的民营医院（典型的民营医院包括口腔医院、眼科医院、中医堂等），他们本身就浸润在社区生活之中，必然会注重服务质量和信用的建构，注重与居民个体之间维系友好的合作关系。尽管如此，要想进入到准行政化的组织网络体系中仍然颇具难度。在现实中，社区两委很少会将民营医院纳入自组织体系，民营医院自身也担心付出与收效不成正比而不敢贸然进入。一些民营医院的服务范围不限于本街道，他们可以将自己的服务或产品向下延伸到多个社区。在延伸的过程中，底部社区的准行政化使他们每进入一个社区都要付出高昂的成本，在此情况下，他们宁可追求短效机制也不愿投入更多成本建立长效运作机制。换言之，民营医院不再选择与社区建构稳定的品牌信任关系，在短效机制下，医院可能会利用虚假夸大的广告推销自己的产品与服务，只为获取短效利益。因此，尤其是在诸多医院竞争激烈甚至产生内卷的时代，一旦进入社区成本过高或医院缺乏过硬的服务质量时，短效机制更容易成为首选。

总而言之，公立医院的行政化、民营医院追求短效利益，使得他们都难以产生内在动力去打通社区治理体系。组织网络想要被作为资源为医院所用的前提是，使社区治理体系本身具有更高程度的开放性和主动吸纳性。一种可行的方法是社会组织搭建平台，使医院与社区组织网络体系在平台上对接起来，对接产生的成本由社会组织来承担，本案例便是采用此种方法将医院与社会公众弥合起来，后文将详细分析。另一种可行的方法是使社区治理的组织网络体系更具开放性，减少行政化比重，从而具有向医院主动表达需求的力量，这种做法将在下一章展开讨论。

3. **基于政府部门视角的分析**　政府体系也在做出自己的努力。比如，街道会在社区派驻卫生专干，即社区工作者兼任卫生专干，并承担相应的工作职能。尽管这样的制度设计已经包含了相应的目标，但仍然没有解决路径障碍，并释放相应的潜力。以下借助公共管理的相关理论与视角深度分析。

第一，将社区治理的组织网络激活，与上部的医院、下部的社区公众有效对接起来，是一项巨大的创新性工作。从本案例社会组织的做法中可以看到这份工作具有巨大的挑战性。更何况社区卫生专干这一角色本身就已经被赋予众多的行政事务，这些工作已经让他们的时间与经历被过度占用。

第二，任何一项创新性的工作都意味着责任的承担。比如，在将医院尤其是民营医院引入社区的过程中，会带有很多潜在的风险。因为在过去，民营医院进入社区产生过许多负面影响，因而，与其将其引入对接供需两端，倒不如为居民开展医疗诈骗防范宣讲更为保险。

第三，要在社区范围内完成供需对接体系的建构，除了需要卫生专干代表社区两委执行特定的功能之外，还需要获得卫健委系统的配合。实际上，街道与卫健委部门的管理体系结构不同，街道遵循的是地方行政当局统管某一区域全部行政事务的"块状"管理结构，是一种平行的、横向的管理；卫健委部门遵循的是由中央直属部委自上而下的"条状"管理结构，是一种垂直的、纵向的管理。街道对于卫生专干角色的设置，本身就是配合卫健委部门开展工作的，在功能设计中就包含着这一目的。但是在具体运作中，二者之间的功能融合却一直存在着难题。这就是所谓的条块分割、部门间缺乏整合的问题，这类问题是公共管理领域里根深蒂固的难题，在这里不做赘述。

如果愿意对此深入思考，每个政府部门的一线工作人员在日常工作中都可能遇到两个具有张力关系的工作目标：一个是对上负责，另一个是对工作中实际问题的解决负责。二者之间孰强孰弱，现实中的真实做法会展示出真实结论。尤其是当对下负责还需要去创新、冒险，进行部门间功能协作时，对实际问题的解决负责与对上负责相比明显处于劣势地位。所以，当两个部门的一线人员都秉承对上负责的原则时，他们内在的合作将更难深入。

（三）社会组织的弥合作用

上述分析表明，在现有的情况下，医院追求供需对接的市场机制与政府追求为居民服务的公共服务机制，相当程度上都是失灵的，很难寻找到有效的解决问题的方法。位于市场和政府之外的第三种机制——社会机制便被寄予了厚望。

社会组织作为社会选择机制的行动主体具有公益性的特点，可以将有公益动机的人们聚集起来一同行动，形成公益性的法人主体。因此，当社会组织在医疗服务供需两端存在着对接潜力，但现实路径又存在障碍之时，可以致力将服务路径梳理出来，释放出潜力。

在这一点上，社会组织的定位与政府有关部门有相似之处，但又有自身的优势，最为重要的是，他们不受条块矛盾和部门分割问题的困扰，以独立法人的身份灵活自主地行动。不仅如此，社会组织还可以在政府不同部门之间、政府和社会之间游走，协调各方利益，促进共识达成。

在本案例中，社会组织的登场与政府的功能认可密切相关。在得到政府的认可后，社会组织可以发挥自身特长，弥补政府和市场两个部门的不足。它的作用不仅包括提供建议，还包括具体的实际操作方法。对于后者，社会组织的优势在于能够跨部门、跨领域、跨条块地进行工作，以及有效地将政府和社会其他组织对接起来。

1. 思路的提供 政府、企业和社会组织隶属于三个不同的部门，它们各自具有独特的思维特征。其中，社会组织与政府同样致力公共服务的提供工作，但相比于政府，社会组织具有以下优势：①社会组织更具综合化看待问题的视角。原因在于，社会组织不受制于部门分割、条块分割的局限，而可以将目标及其实现路径作为统一的整体加以考察。②社会组织具有显著的创新意识。当前公共服务问题的解决往往需要寄希望于创新性的手法，因此，瞄准目标的社会组织需要通过对现有资源的重新整合，寻找走向目标的新路径。相比之下，由于政府的科层体系特点，每个层级和个体都需要对上级负责，因此在创新方面表现不足。③社会组织追求通过专业的手法来解决问题。与此相比，政府拥有行政权力，可以通过自上而下发布指令的方式将目标分解，并分配给不同部门解决。在这个过程中，行政权力替代了对专业性的严格要求。而社会组织则需要依靠自身力量，尊重事物本身的运作规律，并将行动策略落实到特定的专业手法上。

将这些特征融合到一起，我们可以看到社会组织在搭建平台、整合资源和创造性实现目标等方面具有特长。因此，社会组织从其独特的解决问题的视角出发，以提出建议的方式将这些思路提供给政府或相关部门，以便进入一个新的行动轨道，促进问题更加有效合理地解决。

2. 进入社区落地行动　社工机构最主要的工作场所就是社区，在社区内部，动员社区公众又是他们最重要的工作手法之一。因此，动员社区公众建立社会组织，借助于社区治理的组织网络而开展活动，是社工机构本身就具备的特长。

因此，他们完全可以与医院合作，一同进入社区，在第一时间将医疗服务资源与社区治理的组织网络对接起来。此时，当公立医院看到在这种配合下服务工作更容易完成并且还有实质的效果时，他们在欣喜之余可能会带着资源一同到社区开展工作，与社区的组织网络对接，让医院的资源更有效地发挥作用。与此同时，也会促进公立医院与公众共同建构出更有深度、更有品牌标志意义的信任关系体系。

3. 利益上的沟通协调　各方的目标追求虽然在根本上是一致的，但各自还存在不同的利益诉求。比如，承运养老驿站的商家在提供服务的同时可能还希望有经济实力的老年人可以购买智能床垫。社区卫生服务中心一方面希望打出口碑吸引更多的患者和潜在患者群体日后前往该中心就诊，另一方面也希望顺带完成公卫任务。街道办事处则希望打造出医养结合的社区治理品牌，提高基层社区治理的能力。在多方合作中，复杂的利益诉求必须在一定程度上平衡和兼顾，才能使合作具备继续的可能。因此，社会组织需要扮演翻译与解读的角色，将收集到的信息翻译和解读成各方都能理解的语言分别与各方沟通。更重要的是，社会组织在沟通中还需要找到整合和兼顾各方利益的方法，寻求各方利益的最大公约数。事实上，这样的沟通远远超出了简单的医疗服务供需对接的范畴，还需要社会组织在背后帮助医院与街道办事处建立起双向的对话机制，帮助他们厘清合作的目标、现有的资源、可以提供的服务等，才能抓住持续合作的共赢点。同时，社会组织本身为公众服务的公益属性也可以确保公众利益底线得到保障。

4. 通过联席会议制度发挥作用　联席会议是本案例中社会组织使用的一个独特的手法，即将不同的机构和部门汇聚在一起，以平等的身份再次议事协商。其独特之处在于，它由一个独立的第三方作为平台，使得不同的利益主体可以科学合理地进入到更为深度、理性的对话中，以解决供需对接中出现的问题与难点，实现不同利益主体之间的共赢。

在医养结合试点方案正式确定前，各方共召开了3～4次会议，一步一步地敲定出一套可行的方案。在每一次开会中，各方都在尝试和碰撞出适合当地实际、平衡各方利益诉求的方案。以某次会议为例，养老驿站代表首先发言，表达自己对于医养结合的方案与看法，发言的内容主要围绕自己销售的智能床垫产品如何作为医养结合的硬件设备发放到老年居民家中，又如何通过床垫收集到的身体健康数据来联动社区卫生服务中心及时动态把握老年人的身体健康情况。这时，医院院长和街道负责人分别提出自己的疑问，极具争议的问题就是：居民是否会认为这是牟利和骗人的行为？过早地推销保健产品居民是否会接受？对于医养结合工作的推进是利大于弊还是弊大于利？会议主持人邀请各方代表分别发表自己的建议和想法，并向养老驿站的代表提问和对话。几个回合下来，最终大家达成共识——产品递送的首要原则就是尊重老年人的意愿，不过度推销；同时，产品的推广不宜过早，可以等到整个体系都理顺后，再看产品如何安排更为合适。

议事协商的最初阶段，社会组织发挥了重要作用，他们需要以第三方的身份参与，确保会议不会变成任何一方的一言堂或独裁专断。在议事协商进入正轨后，社会组织退居其后，将交流提问的主动权让给每一个参与主体。

二、分析：社工介入的成效

社会组织作为弥合因子使医院的服务得以下沉到社区，促成医院与社区中的组织网络联通起来，实现一系列潜力的释放，具体包括以下几个方面的内容。

（一）社区组织网络：与医院的服务功能连通起来

社区治理的组织网络一旦动员起来，就可以帮助医院将其服务延伸到社区之中，使各类患者获得更便利的服务。在本案例中，社会组织运用的组织网络是社区里的健康志愿者队伍。队伍成员主要来自楼门长、对此事感兴趣的积极群众及其他社区治理队伍成员。社区卫生服务中心通过开展健康类培训，让他们学会如何为需要帮助的社区居民提供服务。健康志愿者服务的内容主要包括以下几个方面。

第一，基本的应急救护救援工作。首先对志愿者开展相关培训，使其能够掌握基本的急救知识和技能，一旦社区内老年人突发疾病、遇到紧急情况，志愿者可以利用掌握的知识与方法，迅速、安全、有效地处理与救援。

第二，协助社区卫生服务中心进入社区与居民接触，从而能够更有效地开展工作。例如，当社区卫生服务中心需要进行脑卒中筛查和心率健康筛查时，可以通过健康志愿者来发放咨询问卷并进行相关调查。

第三，针对社区中的老年人，健康志愿者可以发现、反馈他们的实际需求，并发挥一定的连接和服务功能。比如，健康志愿者在服务时发现，老年人需要去医院检查或治疗时，因为不会使用智能手机而遇到叫车难题。为了解决这一问题，健康志愿者向社工机构反馈情况，社工机构联系了某商家，为社区老年人量身定制了"社区打车牌"，还在打车牌旁边安排志愿者队伍轮流值班帮助老年人叫车，并教会其中一部分老年人自行使用叫车功能。因此，当老年人需要叫车时，可以步行来到家门口的打车牌处，找到志愿者帮其叫车或直接扫描二维码一键呼叫车辆接送。

（二）人格化信任体系逐渐建立出来

人格化信任在医疗服务中扮演着关键的角色，尤其是在社区层面。无论是开展家庭医生签约服务、慢病管理服务，还是进行入户随访、健康宣教，人格化信任的建立都是医疗服务重心下移中至关重要的因素。

在公立医院的上浮和对上负责的取向，导致人格化信任在一定程度上被破坏。即便是在大型公立医院的诊疗流程中，人格化信任也受到了相当程度的影响，更不用说进入社区层面。然而，由于社会组织的弥合作用，医院开始实质性地下沉到社区，一种新的生机随之产生。

以一位典型的医生为例进行分析。温医生是某社区卫生服务中心里的一位医生，在看病时，他通常会花较长的时间与居民进行互动。除了解病情外，他还会关注其他方面的情况，并给予更多的建议。通过这种方式，他与居民建立了良好的信任关系。这种互动让居民感觉像是在原来的熟人社会一般，长此以往，温医生便成为社区中的名人，越来越多的居民愿意前来问诊。

除提供基本的医疗服务外，温医生发现很多老年人退休后在家无所事事，他们渴望找到自己的存在感。于是，他便将经常找他看病的慢病患者组织起来成立了糖尿病患者小组，患者小组正好能够满足这一需求。在他的带领下，患者们逐渐培养起了自我服务的意识，后来温医生将糖尿病患者小组交给几位阿姨负责。阿姨们会经常与小组成员聊天，收集大家的需求，再把相关需求反馈给温医生，定期邀请温医生过来为大家讲解疾病相关的知识或者开展义诊服务。后期阿姨们还组织小组成员去逛公园，一起聊天和做操，该小组不仅帮助了糖尿病患者进行慢病管理，还为他们创造了一个温馨的社交环境，增强了他们的归属感和幸福感。

从上述做法中，分析"温医生现象"背后的本质，实际上他已经在与社区居民互动的过程中建构起了人格化信任关系，并且这样的信任关系已经从医院内延伸到社区中。正是由于人格化信任的建构，才产生了如此独特的效果，这让温医生能够做到其他医生甚至是整个医院都做不到的事情。

（三）深度开发特定的医疗服务项目

"医养结合"最初只是一个想法，社工机构通过对话，了解到各主体希望实现的目标、调动的资源及发挥的作用。最终，在社工机构的协调推动下，由街道办事处、社区卫生服务中心、养老驿站、社工机构及当地志愿者组织协同参与的基层医养结合服务体系正式搭建而成，并在某社区开展"居家智慧医养结合服务模式"试点工作。

各主体的角色分工和工作路径清晰明确，相辅相成。街道办事处作为基层政府赋予各主体合法性身份，无论是社区卫生服务中心、养老驿站还是社工机构，进入社区开展工作都需要政府的合法性身份背书。这有利于增强居民的信任感，更容易打开活动的局面。社区卫生服务中心承担提供专业医疗技术服务、指导及公共卫生服务等工作。后期也在逐步引导医生进入双轮驱动的服务模式。养老驿站一方面能起到养老资源的匹配作用，即为老年人提供他们所需的商业产品（如智能床垫等），以此与医疗部门相互联动，保障老年人的身体健康；另一方面在社区打造老年人活动的空间，收集老年人的其他需求。

合作机制的疏通与搭建，极大地整合了基层健康服务资源。同时，对下服务也在有序地开展，无论是街道办事处，还是社区卫生服务中心，都切实投入其中发挥作用。自下而上的居民志愿者和自组织力量也在不断萌发。随着养老照护需求水涨船高，基层健康服务资源利用率不高的供需困境得以修复，基层健康服务开始进入到准双轮驱动模式。

（四）公众整体议价的机制开始形成

近期，社工机构又在"医养结合"工作的基础上牵头建立"养老联合体"联盟体系，社区中有6～7家医疗单位主动参与进来，每月在社区内开展公益性医疗服务递送。更为重要的是，在社工机构的推动下，居民医疗服务议价机制开始萌发出来。比如，某口腔医院提供的针对老年人的口腔治疗服务，社工机构作为老年人代表帮助其向商家就价格进行谈判，试图以团购的形式为本社区的老年人争取额外的优惠。

这一做法虽然简单明了，但其中蕴含的社会创新意义却非常重大。首先，它通过整合社区卫生服务中心和当地的其他医疗资源，共同为居民提供服务。其次，医疗服务进入社区与整个社区的居民接触和合作，社工机构的做法意味着服务的需求者以整体的方式展开谈判，从而形成了典型的患者选择机制。因此，从表面上看，这似乎是为居民提供服务的优惠措施，并具有公益性质；然而，更深层次的解读是，居民可以联合起来与医院进行价格谈判，改变了过去患者只能被动接受一家医院的局面。这种谈判机制实际上是一种共赢的合作方式，是医院和患者之间双方共同建构的结果。在某种意义上，它回归了传统乡土医疗服务体系中所具备的内涵，代表了市场机制中最精华的部分。

这一探索的含义还可以更进一步解读。当社区居民与医院深入交往后，他们会通过服务和定价来识别医院的优劣，并为医院做出评价。这就意味着医院需要改变过去追求短期效益的做法，必须着眼长远，追求长期效益。否则，他们可能会在本社区中失去信用基础，难以长久立足。

（五）医院本身的变化

以上四个方面讨论的是社区公众受益的情况。与此同时，医院本身也在受益。实际上，如果还原到市场机制的本质来看，只有当医院能够为社区公众提供丰富有效的医疗服务时，其自身才能获得生存和发展的空间。

在本案例中，医院的各种服务主要包括以下几种情况：①与公众建立信任关系，树立良好的声誉；②提供有效的医疗服务以获取生存资源；③在此基础上增加由政府指定的具有公益性质的服务。因此，当医院能够真正进入这一轨道并发挥其功能时，医院就进入到一种全新的机制中。在此之前，公立医院主要以对上负责为主，但在这里，他们开始转向对患者负责。

比如，温医生的做法也会让医院注意到，他们意识到自己能够做到什么以及产生怎样的效果。因此，医院开始将关注的重点转移到这里，支持温医生的行为，同时鼓励更多像温医生这样的行为出现。

当一种服务提供成为可能，那么医院便可以据此做出更大的战略规划，包括当下医养结合的推动，正是在满足社区公众需求的同时，让自己有一项能够依据市场收费原则而运作的项目。事实上，医院与社区如此密切的融合，包括提供更好的服务、建立人格化的医疗关系，以及通过有信用的服务获得生存资源等方面的改变，都让社区卫生服务中心越来越接近传统乡土社会中的医患关系模式。医疗服务的精髓也被重拾回来。

三、分析：操作模式、政府角色和"弥合因子"

本章通过北京某街道医疗服务体系的真实案例，展示了基层健康服务改变现状、提升医疗服务水平及给医院带来新希望的可能性。从理论角度来看，此案例值得进一步深入分析。

（一）新型操作模式的路径梳理

对于这一新型的操作模式，我们可以将其本质定位和实现的路径重新进行简略的扫描。

首先，这种新模式瞄准医疗服务的既有问题，即医疗服务重心上浮，医院与社会公众之间在地理距离、社会距离、制度距离等方面都逐渐拉大，从而出现了脱离或撕裂的现象。因此，在服务对接、信任关系建立及医疗服务所需关键条件的满足等方面，都面临着越来越困难的境地。

其次，该模式的核心是增加了社会组织的角色。正是这样一个简单条件的增加，让我们看到了完全不同的结果。

再次，社会组织的成功介入归总起来共有三个关键的步骤：①街道政府看到问题，率先行动，想要对现状加以改变。②具有胜任力的社会组织介入。他们可以在政府视角中，引入社会组织解决问题、实现改变的创新性思路与建议。③由社会组织搭建平台，协调各方利益，将路径走通。该路径的起点是当前存在的问题和现状，终点是各方的共赢。就像摆放棋谱一样，在起点处看到可能的未来，各方都可以实现新增潜力。然而，关键在于如何走通路径？许多人看到的是困难之处，而具有胜任力的社会组织则看到了可能性。然后，通过自主性、综合性和创造性等特长，社会组织运用资源整合和利益协调等手法，将可能变为现实。

（二）操作模式的精髓解读

在路径梳理的基础上，还需要对新型操作模式进行解读，以便人们能够更清晰地认识到它的价值，并深度理解。

第一，充分利用社区内的组织网络。组织网络是近年来随着社区治理体系的推动而形成的，对于医院的医疗服务而言，它是一种新的资源，可以用于辅助医疗服务的递送；对于社区公众而言，它是有效需求表达的渠道。正是这种上传下达的功能，使得社区内的组织网络能够成为重要角色，将医疗服务的两端连接起来。

第二，组织网络的运用使医院能够更深入、更稳固地嵌入社区中，让社区公众以更有组织化的方式与医院对接。由此产生的效果是建立了医疗服务的标识机制，即明确了提供服务的医院名称及服务质量。在此之前，服务的提供者可能只是一个模糊的身份，比如是一家小医院/大医院，或是一家民营医院/公立医院。

可标识化是还原医疗服务本质最为关键的一步，通过它，公众选择（也称患者选择）机制开始激活，使人们可以根据过去医疗服务的经验及目前医疗服务提供者的综合服务评价做出选择。这是一个全新的机制，也是市场运作机制中的精髓。患者选择机制的出现将医院的服务动力转移到如何使患者满意。因此，公立医院开始转向对下负责，民营医院也从追求短效机制转向追求长效机制。

第三，人格化信任的建立。本案例中已经看到，在局部地区出现了人格化信任这样的理想状态。这相当于进行了一项社会实验，让人们能够看到社会化信任可以带来怎样的效果。在温医生的案例中，可以看到自上而下推动的各种公共医疗举措并不一定能够让公众接受，只有通过建立人格化信任，才能最终实现目标。

聚焦社会的基层，人们确实遵循着"我是否信任你"的原则。因此，这项社会实验的结果表明，在社区层面，让人们更愿意选择社区医院就诊，将各类慢病管理做实，使家庭医生的功能落实，都是至关重要但又十分困难的。在能够完全实现之前，形式主义或半形式半实质将成为主导，而建立人格化信任是从形式到实质的引路人。

以上三个方面呈现出依次递进的关系，反映了医院真正融入社区需要有三个深化的台阶。继续深入还可以从更为宏观的层面得出下面两种启发。

启发一，完成以上步骤后，医院和社区将进入一个新型的重新对接过程。从外观上来看，它开始还原传统乡土社会医疗服务的情况：医生和患者处于同一个熟人社会中，他们之间的每一个行动都是追求信息对称的，都可以被识别出来，并会影响患者下一步的服务选择。然而，在当今社会，医院和公众之间的对接变得更加困难，二者之间的距离不断加长，并且社会本身也越来越组织化、复杂化，需要通过新型手法才能实现有效对接的目标。

启发二，仅仅依赖医疗服务提供方的努力或社会公众的主动选择都无法实现这一新模式。需要借助于政府和各部门的推动，才能存在实现的可能，而社会组织的加入则是实现新模式的内在环节。社会组织在其与社会和医疗服务两端的共融性，以及协调利益关系的灵活性方面发挥着至关重要的作用。我们将这种新型的医疗服务模式简单概括为："医院＋社会组织＋社区"，归总为以下一个等式。

医院＋社会组织＋社区＝新型的医疗服务体系的达成＝医院与社会的重新弥合

（三）政府的角色分析

从技术角度分析，本案例需要特别强调社会组织的作用。然而，在推动整个社会发展的框架下，政府仍然是最关键的决定因素。可以从两个不同的视角来分析政府的角色：①基层政府是公共政策的各具体执行部门，比如卫健部门或街道分管部门；②基层政府是特定区域内政策的统一领导者。在前一种情况下，政府政策的推动与落实可能受到条块分割和部门分割的限制。而在后一种视角下，党政一把手的牵头推动有助于将不同的部门统一起来，同时还可以充分发挥社会组织的优势，将其纳入整体发展框架中。

第一，政府的作用表现在他们如同一个常规的创新探索者一样，不拘泥于把事情做得平滑，而是愿意承担更多的责任，直面社会问题。他们致力动员更多的社会组织和社会资源，以创新的方式来解决这些问题。尤其是在整个行动框架中，社会组织进入了他们的视野，并且社会组织的工作思路和专业手法得到了相当程度的重视。

第二，在社会组织进入社会一线行动的过程中，他们并不是形单影只、孤立无援的。在他们的背后是一个政府与社会组织合作的共同行动体系，政府的权威性身份和社会组织的行动力合二为一。在这种关系中，政府并没有远离社会组织，但也不会过度干预社会组织的具体行动，不去叠加自上而下的行政管控和规范性掌握。相反，他们与社会组织站在一起，以支持性的方式来共同面对问题，各自发挥资源优势，形成了一个更有力量的行动体系。

第三，在追求共同目标的过程中，政府通常作为行动的另一面而出现。比如，社会组织在社区中服务，社区书记会主动解决空间场所、人员协调等问题；又如，在街道联席会议的举办过程中，街道一把手或分管领导通常会亲自到达现场给予鼓励与支持，并牵头组织行动。

（四）社会组织的弥合因子作用

本案例既可以看作一个街道医疗服务完整体系的勾勒，又可以看作有关社会组织如何介入医疗服务体系的典型案例。通过社会组织的介入，可以让当前医疗服务的重心下移，回归到本原的定位，将社会选择机制和人格化信任关系完整地建构起来。

对于社会组织的需要，既是因为医疗重心的上浮，又是因为社会领域越来越现代化和复杂化。因此，在逐渐拉大距离的医院和社会之间，需要有中介组织来弥合二者的功能。正是在这个意义上，我们形象地将社会组织称为弥合因子。作为弥合因子，社会组织在宏观层面上起到了上下联通的作用，促成政府和社会的合作；在中观层面上，它可以协调不同政府部门之间的跨部门合作，推动政策的落地实施；在微观层面上，社会组织擅长游走于不同利益方之间，将信任链条和供应关系建立起来。

第九章　社区治理向医疗服务体系拓展

本章所呈现的案例与上一章相似，它们的功能都是在医院和社区公众之间发挥着中介弥合的作用。但二者所表达的含义又有差异，在上一章中，社会组织侧重于将公共政策与医疗服务的推动自上而下延伸进社区。本章将展示社工机构如何自下而上通过居民自组织的形式，将医疗服务需求对接到医院。

一、案例：以社区治理推动社区健康服务

（一）供需不对接的另一种表达视角

本章同样关注的是医疗服务的供需无法对接的现象，选取了一个成都市的案例作为研究对象。案例的主角同样是一家社工机构，其功能是促进医院与社区的融合，弥补医疗服务供需对接中的问题。因此，案例的起点也是从医疗服务供需无法对接的现象开始。

在上一章中，更多地展示了医院或街道政府的视角，本章则从社区公众出发，关注普通社区居民的医疗需求。本案例关注的是社区老年人的医疗服务需求。由于对周边社区卫生服务中心的信任度不高，他们通常无论大病小病都会选择到更上级的大医院就诊。尽管政策上提倡"上下转诊"和"分级诊疗"原则，但现实中存在一些困境。首先，分级诊疗难以实现，许多居民有诊疗需求时更倾向于选择大医院就诊，而不是基层社区医院。其次，慢病管理、疾病康复和基层首诊等服务在基层得不到较好的回应。此外，医院向社区延伸服务的努力也面临困难，存在"难实现、没动力、不深入"的问题。同样，基层医疗服务机构的公共卫生服务也难以开展，任务化的现象普遍存在。

供需不对接同样根源于信任关系的缺失。对于医院来说，他们不相信自己有能力深入进社区，一旦医院、医生或医疗产品进入社区，有时更会引起人们的怀疑。而对于社区公众来说，他们也并不信任医院。因为即便是他们走进医

院、获得面对面的接触机会，信任关系的建立也都存在困难，更何况是在他们自己的生活场所。因此，尽管社区公众和医疗服务在地理距离上并不算遥远，但在心理距离上却越来越有遥不可及之势。

在此背景下，展示本案例中社工机构的独特做法，社工机构的介入使供需两方弥合起来，在弥合后，不仅使社区居民的医疗服务需求得到更好的满足，而且使医院的服务备受居民的信赖，医院的持续性发展有了保障。

（二）现状的突破：社工机构的弥合作用

1. 社工机构概况　该社工机构驻点在成都某社区的党群服务中心之中，服务的辖区范围大约覆盖24个社区。社工机构主要面向五个社区集中开展相关服务。选择这些社区主要基于两个因素：一是这些社区存在服务需求；二是机构能够申请到政府相应的专项资金支持。在所覆盖的社区中，老年群体较多。一开始社工机构进入社区思考未来可以开展的服务类型时，发现老年群体的医疗服务需求最为迫切。因此，机构负责人便决定从老年群体的实际需求出发，以医疗服务需求为重点，运用社区治理的手法展开工作。

社工机构在服务开展的过程中组建了一支志愿者队伍来协助社工共同服务居民。这支志愿者团队的成员十分多元化，包括医院的医生、企业志愿者和社区中的热心居民等。机构将这群人统筹起来，针对社区居民的医疗需求、物质需求、精神需求等设计出相应的服务。在居民服务层面，社工机构组织社区居民参与活动的形式丰富多彩，并充分针对不同居民的特点与需求开展百家宴等社区主题活动；在医疗服务层面，社工机构对接周边医院为居民开展健康知识讲座、社区义诊、入户体检等活动，深受社区居民的喜爱。但在社工机构的行动过程中，也面临着一些关键性的节点问题，只有突破这些问题才能使服务更具深度。

2. 通过建立志愿者队伍将老年人组织起来　如何将有需求的老年人组织起来，提供符合其需求的服务，这是老年社会服务中必须解答的一个节点问题。该案例中，社工机构选择了组建老年志愿队的形式，按照年龄层次和疾病类型将社区中的老年人进行划分，有针对性地将其组织起来。

按照老年群体的年龄，主要将社区内的老年群体分为三类，根据不同的年龄段开展不同的活动。

第一类是低龄老年群体，主要是刚退休，有空余时间、精力较为充沛的老年人。针对这类群体前期开展娱乐性社区活动，丰富其闲暇生活和精神世界。后期这些老年人逐渐发展成为社区居民骨干志愿者，固定成员大约为20人。疫情防控期间协助疾病防控工作、入户安全检查、举办各类社区主题活动等。

第二类是中等年龄老年群体，比低龄老年人年龄稍长。社工机构不定期会在社区群中发布一些主题社区活动、小组活动的通知，组织这类老年群体参与，丰富其老年生活，培养兴趣，提升部分机体能力，根据老年人的身体和主观意愿情况判断是否将其纳入志愿者服务队伍。

第三类是高龄老年群体，主要是年龄较大，日常行动不便的老年人。社工机构会组织低龄老年人作为志愿者定期到其家中进行入户探访，发放一些慰问品和生活物资，开展日常陪伴服务。

此外，社工机构在日常工作中还会根据老年群体的疾病类型来连接相应的医疗资源。以高血压讲座为例，他们会专门组织有需求的老年人，通过点对点的方式找到在前期走访中表达过此类需求的老年人，将他们组织在一起提供服务。社工机构还会连接各方医疗资源，开展医疗知识讲座、每月义诊、慢病管理讲座、健康知识问答等主题活动；同时，还会开设健康互助小组、慢病管理小组等。这些活动的目的是真正满足居民的医疗需求，提升他们的健康意识，而非仅仅完成社区慢病管理的指标要求。随着时间的推移，居民们将从这些活动中获得实实在在的益处。

3. 搭建医患对接的平台　社工机构还专门为社区老年群体搭建了社区诊疗服务的平台。首先，瞄准老年人的健康需求或存在的问题，将其挖掘出来，形成大致的需求清单。然后，将收集到的需求进行分类。例如，有些老年人患有长期慢性疾病，有些老年人患有重度疾病，有些只有保健养生的需求。当需求端的情况逐渐清晰，接下来的任务就是对接医院。其次，有针对性地对接医院，寻找医生志愿者。在本案例中，社工机构主要与社区周边的两家民营医院建立固定的合作关系，深度了解不同医院的特长科室及不同医生的治疗与服务特点。这种做法就像是在心中生成一幅医院或医生图谱。接下来，就可以根据需求找到适合的医院和医生来提供帮助。

4. 医院与医生：他们为什么愿意配合　对于一般社会公众而言，要让医生真心实意地为他们做志愿者服务，而不是程序化的服务有些强人所难。尤其是医生们的日常工作已经疲惫不堪，没有多余的空闲时间以志愿者服务的身份进入社区。那么为什么在这个案例中，通过一家普通的社工机构的努力，就能联系到各家医院，联系到一位又一位的医生来到社区中做志愿者服务呢？这正是问题的关键所在。

对于医院而言，医院又分为公立医院和私立医院，两类医院进入社区的原因并不相同。公立医院作为我国医疗卫生服务体系的重要组成部分，承担着为广大人民群众提供基本医疗服务的重要职责。他们有相应的医疗下沉需求及一些相关的考核任务和指标。公立医院中也会要求医生开展志愿者服务活动，尤其是医护中的党员群体。

私立医院则遵循市场机制，他们的服务对象主要集中在社区。因此，他们需要到社区中寻找市场资源、开发市场。所以，私立医院格外愿意看到他们的医生进入社区积极参与各种为民服务的工作。

从医生个人的角度出发，如果是医院指派他们到社区来开展工作，那么无论他们是否情愿都需要服从。与此不同，本案例中的做法是社工机构已经将老年人的真实需求挖掘出来，在这里开展各类服务工作，会让医生感受到自己的服务瞄准的是真实需求，服务本身能产生实质价值而不是走形式，医生们能在服务中感受到自己的价值。

于是，社工机构邀请医生到社区开展讲座时，其中的场景与其他社区常见的形式不同：医生开展的讲座并不是站在台上"读课件"，而是与居民们围圈而坐，老年人们有什么问题都可以随时沟通、交流。当然，社工机构也会在服务前提前告知医生，居民们感兴趣的服务内容是什么。医生为了服务更加有效，也会尽可能使用简单明了的语言回应居民，即讲让居民"听得懂"的话。

本书在第三章中谈到，实际上每个人，尤其是那些医术高超的医生，他们内心中都有强烈的公益动机和社会责任感，当无法发挥这种内在动机时，他们还会利用业余时间组织起来，到更边远的地方开展志愿者服务。我们甚至会看到，在志愿服务的场所，人们反而表现得更为积极活跃，更加奉献和投入。这与他们在本职工作岗位上的形象并不相同。而在本案例中，社区恰好就是医生们在内心深处寻找的那份开展志愿者服务的理想之地。

（三）服务的内容与方式

1. 志愿者服务的属性　作为志愿者的医生，能够为社区公众提供志愿性的服务。通过社工机构的前期服务，社区公众的需求被挖掘出来，然后医生以志愿者的身份进入社区提供服务。在担任志愿者的过程中，医生可以同时满足医院里志愿者服务的目标任务要求。随着工作的深入，当他们在志愿者服务中感受到价值，就会完全进入到志愿者服务的轨道，这与规定和要求无关。

2. 服务内容与形式的多样化　由于服务是从社区居民的需求出发，所以会根据需求提供相应的服务。在力所能及的范围内，这些服务的内容会涵盖社区老年人医疗服务需求的各个方面，而不局限于某一特定的方面。

服务的形式可以简单概括为：健康讲解＋上门服务＋院内就诊。其中，健康讲解是主要形式，包括基础知识的讲解、医生与公众的互动和咨询活动等。一些基础性的服务可以通过上门服务的方式开展，特别是行动不便的老年人可以优先享受此类服务。随着咨询的深入，也会遇到病情特殊的患者需要入院就诊的情况，此时医生会为患者提出合理的建议和就医指导以供患者参考。

3. 选择重点服务对象　在开展服务的过程中，社工机构通常会选择重点服务对象，有针对性地形成特色品牌服务。例如，针对社区慢病群体的服务，慢病管理对于老年群体来说尤其具有挑战性：一是老年群体的观念较为固化，很难改变他们对自身健康管理和疾病管理的认知；二是老年群体缺乏长期提供支持和帮助的陪伴者，他们的子女通常工作繁忙，无法长期坚持帮助他们管理疾病。社工机构的服务者可以针对这些问题发挥作用。社工的优势之一是他们能够进行一对一、点对点的沟通，因此在解决慢病管理方面可以有效地解决问题。

当下，家庭医生的服务范围需要面向整个社区，因而服务的精细化程度不高。相比之下，社工更加聚焦于特定的服务对象，在与医生配合下，能够提供更精准的建议，这使受众居民能够真实地感受到自己的医疗需求被关注、回应和解决。

4. 服务的重要原则：尊重公众的选择　在健康讲解、上门服务和院内就诊三者中，最有争议的就是指导居民到院内就诊。其实，在深入进行健康咨询阶段，医生一定会发现部分居民需要前往医院进一步检查或治疗。但是，一旦提供建议又存在为自己医院拉病人的嫌疑。在深度信任关系建立之前，这样的做法显然对于关系建构具有某种破坏性。针对于此，社工机构在与医院沟通后制定了医生需要遵循的行动原则，即医生需要为居民提供合理化建议，也要尊重居民的自主选择。所谓合理化建议，就是从专业的角度出发，清楚地剖析前往医院就诊的决策依据。在此过程中，必须进行某种理性的判断，绝不能无端地强迫患者进入医院，最终还要尊重患者自己的选择。

医生遵循这一原则，既体现出其致力维护公正信任的氛围，又表明医生是真正为患者考虑的，与自己的私人利益无关。社工机构将该原则确定为引入医院与社区合作的底线，医院必须保证这条底线才能继续深度合作。

（四）信任关系的建立过程

社工机构是帮助医院与公众建立信任关系的引路人，在此之前，社工机构本身也需要经历与社区居民建立信任关系的过程。

1. 走出服务的质疑　社工机构在开展服务的初期也曾面临质疑。其实老年人很关心自己的身体，但是他们会怀疑为什么请来开展活动的医生不收钱？医生是不是带着赚钱的目的，也会连带着怀疑社工机构把医院引入社区的初心。

这种情况看起来有些荒谬，社工机构为居民提供免费的服务，却因为"免费"的性质遭受怀疑。然而，这正是当前社会信任关系的现状。因此，服务者不能仅仅因为自己社会组织的属性及服务本身是公益的，就充满信心。信任关系的建立需要另辟蹊径，而具体的服务过程或许才是建构信任通道的关键。

正是通过具体的活动过程，才能让居民真正地感受到社工机构的目的并不是"做生意"。比如，居民身体抱恙，他们自己或许都没有意识到，社工通过连接医生为其讲解，使居民发现情况的确如此。如果居民真切地感受到社工在认真地为他们服务，就会信任社工，继续参加后续的活动。

2. 依赖社区工作人员的帮助　实际上，不仅仅是医疗服务，任何一个陌生人进入社区都需要建立信任关系。解决信任问题最重要的手法之一就是借助于社区这种半行政化的组织体系，因为社区两委相当于是社区里的当家人。在他们的引介与支持下，最初的工作更容易开展起来。这就是所谓的突破社区准行政边界的环节。其中，社区两委的作用有两个：①他们为社工机构背书，使社工机构能够获得在社区中开展活动的合法性身份；②他们可以以个人身份提供具体的支持，至少他们自己就是社区中的熟人，通过他们的引荐，也可以让社工机构与居民建立起熟络的关系，甚至开始进入人格化信任的轨道。

（五）社区公众：群体自组织的诞生

社工机构的工作理念是在帮助特定群体的过程中，推动服务对象自我组织起来，自己解决自己的问题。本案例中同样遵循这一转变趋势，因此可以看到，在社工机构开展活动的社区中，无论是医生志愿者群体还是被帮助的社区老年人，他们的自主行动程度都在不断提升，甚至达到自我组织的状态，社工机构则在尝试逐渐退出。

1. 医生的自主性在提升　在服务之初，由于社工机构的连接，使周边医院拥有了进入社区的机会，医院中的医生开始担任志愿者。在此过程中，务实性的服务逐渐激发了医生自身的内在动力，出现了从原本"排斥"到后来"积极参与"的状态改变。例如，社区周边的两家医院每个月至少有一次机会与社工机构沟通、协调，筹备进入社区开展的志愿者服务活动。

2. 社区公众：从被动满足到主动的需求表达　社区中的老年群体受益于社工服务之后，也会自发担任社区志愿者，为其他社区居民服务，他们从参与者转变成为行动者。行动的初级形式是主动表达自己的需求，并积极参与社工机构组织的活动。

例如，在一次老年健康小组活动中，一些社区退休的老年人通过参与社工小组讨论，发现退休后因为缺乏锻炼而出现身体缺钙的情况。面对这个共同的问题，他们向社工反馈，社工机构随后与医院相关的医生专家对接，并邀请专家来到社区为大家开展一场健康讲座。专家耐心解答了居民的问题，并提供了生活建议。

随着时间的推移，居民逐渐感受到这些活动是他们自己需要的，并对此负责。最终的形式是居民自己形成自助团队。社工机构也慢慢地从组织者转变为协调者，逐渐后撤。

社区居民也逐渐组建志愿者团队，尤其老年志愿者居多。老年居民骨干志愿者固定成员大约有20人。在日常生活中，这些志愿者自发举办各种活动，不仅涉及娱乐活动，还包括许多医疗相关的活动。他们关注居民中的不同需求，并尽力连接资源满足需求。

二、分析：社会组织在社区健康治理中的价值

（一）社会组织的弥合作用

在本案例中，社区公众可以通过自我组织起来的方式表达他们的需求，并与医疗服务的供给实现对接。即便没有政府的专门推动，仅靠社会自下而上的成长本身，也可以实现这一点。但前提是需要引领者在其中发挥作用，这便是

社工机构。社工机构帮助收集居民医疗服务的需求，并使居民掌握自我组织和服务自己的能力。

这又进入到社区治理的轨道，而推动社区治理正是新时代社区发展的新趋势。通过社区治理，更多的社会公众建立自我组织，表达并满足他们自己的需求。这些需求包括在社区公共生活的方方面面，医疗服务的需求是其中的特定方面，该需求可以整合在一个综合性的需求体系之中，不必单独表达。

有趣的是，在社区公众建立自组织来表达需求的过程中，通常表达出来的是基础的社会生活需求，比如文体娱乐、志愿者服务等。很少有主动将医疗服务的需求也加入其中，并向上寻求与医疗服务资源对接的情况。人们通常未必能够意识到这样一种努力是可行的，甚至不敢产生相关想法。一旦出现这样的表达，就能看到其路径可以走通，并且产生的效果还很明显，至少本案例就是如此。

再从医院的角度来考察社会自下而上的需求表达机制，在本案例中，医院是被动对接上来的，之后他们的服务配合递送，其间并没有太大的距离。实际上，医院系统完全可以从被动转化为主动，即主动联系社区，联系社工机构，借此与社区治理体系连通起来。目前社会发展现状已使这一想法具备实现的可能，不管是社会还是医院，其中的任何一方主动向对方伸出橄榄枝，几乎都会得到良好的回应。因此，医院作为医疗服务的提供方，也可以充分顺应时代的趋势。

医疗服务的递送也为社区公众建立自组织提供了更为必要的理由。目前社区治理及社区自组织建设恰恰缺乏像医疗服务这样的资源，因此，医疗服务的递送相当于为社区治理体系增添了一种激活的力量和成长的资源。

（二）第一种收获：社区治理网络被运用

本案例展示的同样是社会组织发挥的弥合因子的作用，通过它可以将医疗服务的供需两端连接起来。然而，这里的弥合因子更强调通过社会组织将居民的需求自下而上表达出来。因此，虽然本案例中医疗服务建构的系统化格局并不像某街道那样典型，但或许这里更有说服力。因为只有社会公众自下而上自我组织起来，社会选择的力量才能真正成型。严格来说，本案例中最初的弥合因子的确是一家社会组织，但到了后来则变成社会组织加上各类居民自组织，最终会将弥合因子的角色交给社区中的居民自组织来承担。

在基层政府尚未直接出面的情况下，就可以通过社会自下而上的努力，将医院提供服务的机制激活，这带给人们更加乐观的期待。它表明无论是民营医院还是公立医院，尊重社会选择已经根植于它们的内在基因中。因此，我们既看到了社会自下而上成长并表达需求的动力机制，又看到了医院具有的内在基因。当二者都进入表达的临界点，政府又叠加了公共政策的推动，就可以起到更为显著的效果。

通过居民自组织进行需求的表达适用于越来越城市化和现代化的社会。其实在当下的城市社区，社区自组织的建设是独立于医疗服务而单独进行的，虽然其建构的难度较大，但多年以来一直都在进行之中。这些自组织既可以表达居民的各类需求，也可以将需求一一满足。在本案例中，医疗服务需求其实是叠加在综合化需求之上的一项新需求，换言之社区自组织并不是为医疗服务需求的满足单独建立的，只是将视角单独聚焦于此。

在通常情况下，社工机构在建立社区自组织的那一刻，还很难想到通过它来满足医疗服务的需求，本案例中的社工机构敢于去设想医疗服务对接的可能性，敢于去寻找私立医院进行尝试，最终探索取得了成功。其实，如果能够将医疗服务资源对接进社区的居民服务体系中，那么它又会反向促使社区自组织的建设。因为居民总会带着自己的目的有选择地参加自组织活动，而医疗服务的需求正是他们参与的重要原因之一。

（三）第二份收获：医疗服务中的信任关系建构

1. 信任关系的建构　本书中一直强调医疗服务的原本面貌，即医院尊重患者的选择机制，并为患者提供更好的服务。为此，医生要与患者建构良好的信任关系，其最高表现形式是人格化信任。

通过社会组织与居民自组织的弥合作用，使医院和社区公众可以更加有机地融合起来，人格化信任也会逐渐建立起来。之后，在社区中的医疗服务需求便会逐渐浮现并被识别出来。在此之前，所有需求都处于被掩藏的状态，只有在人格化信任关系建立起来后，这个潜力才会逐渐释放出来，并使其得到表达。此时，医疗服务的重心完全可以回归到社区，人们对于前往大医院看病的选择也会更加理性。

2. 一个渐进的过程　信任关系的建构是一个渐进的过程。在社工机构将医院和医生引入社区并与居民建立信任关系之前，社工机构本身也需要与社区居民经历信任关系建构的过程。其实在起点处，社区两委、社区居民、社会组织、医疗服务体系，在这几大主体之间，都呈现为低信任状态，这是绝大多数社区的真实现状。

因此，应该将完整地介入路径梳理出来，本案例已经给予我们系统化的答案，在此不再赘述，不管是社会组织还是医院都可以从本案例中获得行动的启发。

3. 质变点开始于患者选择机制的激活　人格化信任是医患关系的最高阶段，从社区公众进入患者选择机制时，医患关系就迎来了质变点。当社工机构开始为老年人提供医疗服务时，他们的做法是先到医院考察，摸清医院的服务内容和特长，在每家医院又注重对每位医生进行考察，找出服务水平更高、态度更好的医生。这一做法实际上就将患者选择机制开始运作起来。正是这些看似"挑剔"的行为，才为患者提供了足够的信息，使其可以依据服务的质量来决定选择谁。再回到本案例的具体做法中，可以看到患者选择机制的建立，使患者对医院的服务标准提出了更高的要求，即医疗水平要高、服务态度要好、服务过程中不能有欺诈行为，尤其是不能为了追求利益人为夸大患者的病情，将其引入到自己的医院。医院依照上述标准不断改善自己的服务质量，也让服务双方之间的人格化信任关系逐渐建立起来。

4. 更有深度地洞识社会组织的作用　将以上的分析综合起来，我们可以看到社会组织在社区中发挥了重要作用。社工机构进入社区后，首先将老年人组织起来，建立起初步的信任关系，并为他们提供初步的服务。其次，通过建立患者选择机制，社工机构帮助老年人选择适合的医院和医生，使医生在提供服务的同时追求患者的长久满意。在服务过程中，医疗服务的提供者与服务对象之间建立起人格化信任关系，逐步复原医疗服务机制本来的面貌。此时，医疗服务的重心得以下沉到社区当中，无论是诊疗服务、基本公卫服务，还是日常的咨询保健服务，其服务内容和质量都将得到充实和提升。

（四）宏观制度的设计

将本章和上一章合并到一起，放置于全书的整体脉络中重新解读。

本书一开始提出的一个关键性挑战是，随着社会的发展，医疗服务体系逐渐上浮，导致医院和社会之间出现了裂隙。原本应该存在的双轮驱动机制和人格化信任关系被中断。这反映出仅仅依靠体制内的机制是不够的，还需要另外两种机制来解决问题。

　　回顾涉及的背景知识，社会中共存在三个部门，相应地有三类组织，包括代表国家的政府体系与公立医院，代表市场的民营医院，还有代表社会的社会组织。既然单一的政府机制的运作存在问题，那么能否从另外两种机制中找到改进的答案呢？再将关注点聚集到市场领域，民营医院本身应该追求与社会公众关系的弥合，追求信任关系的建构。实际上，在本书第四章中已经看到了市场机制蕴含的潜力。

　　可是，理想的市场机制并不常见，还需要加入使其成活的促进要素。本章和上一章的内容为我们呈现出了一个综合化解决问题的方案，在这里，社会组织作为关键要素加入进来，才使问题的解答具备可能性。一方面，社会组织可以利用自身优势，配合政府一同推动医疗服务体系的改革，如同上一章所述；另一方面，他们还可以代表社会，促进社会发挥自身的力量，让社会的需求自下而上表达出来，打通服务的通道。在二者之外，社会组织还可以激活医院，让其内在追求患者选择的动机理顺。

　　社会的介入，实际上是把医院和社会公众之间那段遥远的地理距离、社会距离和制度距离加以弥合，从而产生远距离上的连通。社会选择机制在这一段距离上重新建构起来，将人与人之间的陌生关系转化为可以识别、选择的关系。因而，在复杂程度、组织化程度远远超出乡土社会的现代社区，医疗服务体系的应有面目被还原出来。

　　这展示出政府机制、市场机制、社会组织运作机制，三者合而为一所带来的潜力是巨大的。这份潜力表明，它似乎能够解决当前面临的所有关键性问题。但缺少任何一方，就会导致服务体系的残缺甚至坍塌。

　　虽然两章的案例已经让人们看到了少数先行者探索出的路径，但更多的地方还在依照惯性而行动，并且认为行进在正确的道路上。这些做法中，最大的问题之一仍然是政府的监管扮演主要角色，社会选择机制被轻视。

第十章　患者回到社区后的医疗服务

患者在医院临床治愈后，出院回到生活的社区往往还需要持续的康复治疗，回到社区后的医疗服务可以看作是医院治疗服务的延续。为了在社区获得有效延续，需要由社会组织（通常也是社工机构）来对接，这与上两章的内容一脉相承。

然而，在本章中，社工机构的角色不仅仅是将医疗服务的资源对接到社区，更重要的是，他们本身承担着医务社工一般的功能。他们将医生资源、社区中的优良社会家庭等环境要素，以及患者所需要的个体化的心理环境全部打造出来，用于患者的康复活动。

因此，社区就像一家第二医院，而社工机构则成为第二医院场所中的医务社工机构。本章将介绍两家这样的社工机构，并探讨他们在基层医疗保健中的作用。

一、案例：早产儿紧急救助服务

（一）案例背景

2010年，北京市某三级医院心脏外科刘东医生在早期职业生涯中目睹过诸多无法通过医疗手段解决的社会问题，比如患儿因缺乏治疗费用而失去手术机会、患儿及家长在治疗与康复过程中缺乏心理支持及康复的方法等，因而决心与擅长社会化运作及管理的公益伙伴崔澜馨，共同创办成立了北京春苗慈善基金会（以下简称春苗）。春苗基金会从开始就形成了一种医疗专业加纯正社会公益的运营模式，十余年来始终秉持"爱与专业"服务理念，持续探索医务社工本土服务模式，深耕困境重病儿童救助服务领域。因此，基金会在公益性和专业性方面都致力追求卓越，受到公众的认可。

"小苗医疗"项目^①为春苗的品牌项目之一，于2010年发起，旨在为0～18岁困境重症儿童（早产儿）及其家庭，提供医疗救助及医务社工服务的医疗健康服务矩阵。项目主要从早产儿、肿瘤患儿、先天性心脏病患儿三类特定的群体入手，春苗在沉浸式的服务中不断发现需求、回应需求，尝试自下而上地探索中国语境下的医务社工服务模型。其中，早产儿是春苗介入时间较早、服务周期较长的群体。在多年的服务探索中，春苗依循早产儿及其家庭的需求发展脉络不断迭代服务内容、拓宽服务边界。最终在院内形成了养育支持和认知指导的服务内容，即通过个性化的养育支持帮助家长提升养育能力，通过认知指导，帮助家长理性、客观认知早产儿的生理现状。

基金会的品牌项目是在试点的医院内为早产儿提供社会服务，该服务贯穿医疗服务的各个环节，解决了公立医院长久以来所存在的医患关系紧张的问题。通过服务，实现了医患双方高度的人格化信任，从而呈现出一种全新的局面：为患者建议不再是有风险的，并且建议对于患者来说具有足够的可信度。

由于基金会在医院里的服务坚持了以患者为中心的原则，即一切从患者的需求出发，因此，自然而然地就将其服务的范围从院内延伸到院外，并落地到社区之中。相比于前者，后者是更具创新性的尝试与探索。但即便如此，春苗的探索也已生长出诸多具有启发意义的内容。本部分以春苗在社区中开展的面向早产儿的医务社工服务为例进行深度分析。

（二）典型的服务方法

春苗在对早产儿的服务中发现，在0～6个月归家期间，早产儿可能会因养护不当而频繁就医。因为患儿家长在出院后就失去了院内医护团队及春苗的支持，门诊医生的短期帮助也无法解决全部的养育问题，致使家长时常处于无助、紧张、自责的状态中。

1. 开设养育基地　遵循以患儿及其家庭的需求为导向开展服务的原则，春苗开始尝试将服务场域从医院延展至社区环境，致力为该群体提供从出生到康复的全链条服务。对于出院后依旧面临养育困难的家长，在疫情防控期间，条件允许的情况下，春苗开设了养育基地，为早产儿及其家长提供7天×24小

---

① "小苗医疗"项目包含医务社工服务、行业支持、赋能倡导三方面的工作，本文展示的仅为其中"医务社工服务"方面的工作内容。具体项目简介详见春苗官网：http：//www.cmjjh.cn。

时的全天候养育支持，家长可以带着孩子入住春苗的养育基地，基地内会有熟悉早产儿护理的阿姨，在家长身旁手把手地教其如何带孩子。

2. 将医院资源引入社区　针对归家后有需求的早产儿家庭，春苗以"北京东城区小勇士加油站"为载体，一方面连接养育团队为早产儿家长提供线下一对一的指导，另一方面为早产儿家庭和新生儿重症监护病房（NICU）医护团队搭建沟通桥梁，将院内的医疗资源延续进入社区范围，为归家后的早产儿及其家长提供专业医疗帮助。春苗的服务目标是在孩子出院后，依旧以多团队、多专业的方式，让家长能够继续及时获得康复资源、养育资源及其他生活困难的帮助。

3. 为早产儿提供早期干预　春苗通过与专业康复团队的合作为早产儿提供早期干预。这方面的服务，市场中已有收费服务型康复机构。面对市面上康复理念不尽相同的康复机构，春苗坚持自己的理念。例如，它们认为早产儿在6个月之前，只要能够翻身、抬头，做一些应有的锻炼就可以了，不需要过度干预或康复。

春苗的康复资源连接减少了家长在鱼龙混杂的康复市场中的无措感，以最大限度给早产儿后期康复提供支持，让早产儿的大运动功能在6个月以内能够得到应有的锻炼。

4. 以专业的知识，服务家庭成员　面对早产儿家庭中经常遇到的相关问题，春苗还为早产儿家长提供疏导服务。首先，家长的负面情绪会直接映射到养育行动上。很多家长觉得自己的孩子有问题，也不知道应该如何锻炼孩子，所以索性就不让孩子有抬头、翻身的机会。家长的过度保护让发展本就迟滞的早产儿丧失了锻炼大运动功能的机会，继而较差的发展评估结果又加剧了家长不安、焦虑的情绪。如此往复，早产儿的状态和家长的情绪都进入了一个恶性循环。其次，当患儿家属处于一种较为紧张的养育状态时，家属之间的养育观念容易产生冲突，其家庭关系往往也会受到挑战。一个复杂的先天性心脏病早产儿的家庭中就出现了这一现象，在院内救治阶段家长的关系都比较融洽，但是出院后妈妈和姥姥的养育观念就产生了冲突。春苗通常会鼓励主要照料者借助春苗的专业能力去影响其他家庭成员，把不同观念的家庭成员组织到养育基地，与养育团队甚至是医护团队一项一项地讨论养育知识，直到达成一致为止。医务社工也会伴随在家长旁边，随时为家人进行咨询或疏导情绪。

5. 一个典型的服务场景　这里介绍春苗基金会曾经帮助过的一个典型案例，虽然并非春苗进入社区后开展的康复服务，而是脑瘫患儿家长改变认知后坚持救治的故事，但服务的方法类似，可供参考。

该家庭的父亲是一名消防员，爷爷是环卫工人，虽然从医学角度来看该患儿的治疗效果十分理想，但是家长依旧坚持放弃治疗。知情后春苗社工连续2周主动约谈患儿家长，但得到的都是不予见面的答复。基金会人员一直坚持每天拨打电话，2周之后对方终于同意见面了。患儿父亲作为身体健壮的消防员，始终不能接受自己的孩子以后可能成为脑瘫的现实。面对这一非理性的认知，春苗团队向患儿家庭全面、客观地分析和解释了患儿的现状、愈后及患儿不一定会成为脑瘫的事实。

在充分了解患儿的情况后，家长的情绪已经得到了一定的舒缓。然而，医生要求的20万元治疗费用和患儿家庭现有的2万元存款之间存在的差距，让这个经济状态本就不太理想的新婚家庭面临着巨大的压力。他们也没有意识到可以医保报销和申请社会资源。于是春苗帮助该家庭剖析了20万元治疗费用可能的来源"一般医保能够报销70%，也就是14万元，我们能帮他申请到3万元的救助金，剩下的3万元家长可以自己解决"。如此一来，原来遥不可及的20万元治疗费瞬间变成可以负担的成本，最终该家庭也非常释然地选择继续救治患儿。

二、分析：社会组织的定位与作用

（一）社会组织的角色定位

本案例展示出在某些医疗服务中，当患者离开医院后，还需要将服务一定程度地延伸到社区。一方面，康复是一个长久的过程，人们很难承担一直在医院里进行康复的成本；另一方面，部分康复需要融入生活空间，与日常生活场景紧密结合，因此，它们理应在社区内完成。

要将医院服务延伸至社区，需要在社区中建立专门的组织来对接。社会组织既要将早产儿家庭组织起来，又要引入医院的专业人员。这一点与上一章的案例情况相同。在本案例中，春苗基金会起到了组织作用。除了承担上一章所述的对接功能外，春苗还需要承担更多的工作。回顾案例本身，可以看到社区中的早产儿家庭服务主要是由他们自己来完成的，只有在需要更专业的知识时，他们才会寻求医生的帮助。

实际上，无论是建构养育基地、进行康复工作，还是向家长传递相关知识与建议，都是由这家社工机构完成的。因此，在这里社工机构成为重心。它不再仅仅是一个弥合因子，而是直接成为社区中一个实实在在的医务社工机构。该医务社工机构的主要功能既不是负责弥合作用，也不是以推动社区治理为目标。相反，他们专注于社区中的特定人群，将医院的医生资源引入并运用自己的医务社工知识，为早产儿及其家庭提供服务。

（二）第二医院的比喻

春苗基金会在社区中的工作性质的确可以被看作为医务社工；同理，还可以将社区看作是早产儿的第二医院。与原本的医院相比，这里的"医院"显然具有象征意义，而非真正意义上的医院。然而，对于早产儿及其家庭来说，在这里继续康复是必要的。这不仅意味着康复时间仍在持续而不是中断，而且还意味着从纯粹的治疗进入到与生活空间相结合的康复与发展。

在当前的社区中，第二医院的角色在很大程度上是缺失的，因此患者的需求无法得到满足。即使是春苗基金会，他们也只是进行了初步的探索，并在其模式成熟之后，还面临着如何找到可持续运作的资金问题。

（三）公益性组织存在的必要性

社区中也存在一些市场化运作的早产儿康复服务机构，它们在一定程度上填补了服务空间的空白。相对来说，具有公益性质的社工机构应该是这里的主角，至少应该得到他们强有力的声音表达。因为与这两个主体相比，社工机构具有以下两个方面的不可替代性。

第一，面对同一个孩子的身体状况，应该如何解读？一种可能是夸大病情，制造患者的焦虑感；另一种可能则是带有舒缓情绪的界定，是与过度医疗相反的合理化思考。由于在这方面实现信息对称存在很大难度，因此，给通过制造焦虑和过度康复来营利提供了可能性。

第二，服务机构可以存在两种不同的做法。一种做法是自己将全套的护理服务承担起来，家长可以以付费的形式购买；另一种做法是教育或指导早产儿的家长，让他们在自己的生活中扮演更重要的角色。如果将服务转交给家长，显然对早产儿的康复是有益的，但这也意味着服务机构通过提供服务来获取利润的空间被压缩了。

以上情况都表明，营利与早产儿的发展之间的利益关系不一定重合。因此，在信息难以对称的情况下，至少应该由非营利性或公益性的社会组织发出声音，以避免营利组织过度追求短期效益而造成损失。

三、案例："爱的守护重度精神障碍患者服务"项目

（一）服务背景

本案例是成都崇州市嘉康社工服务中心（以下简称嘉康）开展的"爱的守护重度精神障碍患者服务"项目。该项目针对崇州农村地区的重度精神障碍患者开展服务。

在精神障碍服务领域有一个常见的问题，即"旋转门"现象，指的是精神障碍患者在医院就医虽然达到出院标准，但是出院后不久就再次发病，又回到医院治疗，反复如此。究其根本，精神障碍患者虽然接受药物治疗进入稳定期，但是并没有完全康复，而后续的康复支持非常薄弱，从而导致病情反复。"旋转门"现象不仅造成了医疗资源的紧张，而且重复的发病刺激对患者的伤害很大。

当前针对精神障碍患者的医疗资源主要集中在前端的治疗阶段，后端的康复不仅需要医务专业能力，而且需要对患者进入社会化环境的康复情况持续跟踪支持。嘉康则是在社区中对中重度精神障碍患者提供支持服务，衔接了精神障碍患者从医院回到社区的康复支持，减少了患者的发病率。

（二）主要做法

1. 针对的问题　对精神障碍患者进行帮助，先要精准地把握他们的需求。在精神障碍患者从医院出来回到社区之后，他们仍然需要将医院里一些治疗过程延续到社区。中重度精神障碍患者回到社区受到病耻感和外界标签化的影响，往往将自己封闭在家，不愿与外界接触。有的患者甚至不被家庭接纳，被锁在屋内。患者的家庭也要承受巨大的压力，他们就像一座座被隔离的孤岛，非常渴望被外界理解和支持。

而恰好社区又是让患者进行康复的最佳场所，在一些方面，对患者看顾效果是医院无法替代的。正是通过嘉康在社区环境中的服务，使精神障碍患者得

到康复，让其所生活的社会环境得到改善，且呈现一种更为积极、友好、善待的状态。患者也逐渐学会重新适应社会，走入社会。

2. 教患者学会做家务　社工机构所做的事情就是进入患者的家中，探访用药情况，关注患者病情是否稳定。在此过程中，他们给患者带来了温暖和关心，让一个半封闭的家庭开始透进了阳光。

在此之外，一件非常重要的事情就是帮助患者梳理他们在家庭中的活动方案，帮助他们设计出一些如何从做家务开始新的生活方式。做家务是一件相对简单的事情，但在此之前，患者的家庭成员要么出于保护的目的，要么因为失望而不让患者做家务。但精神障碍患者在做家务之外又找不到任何别的事情，这种被闲置起来的感觉是对一个人的很大折磨。

但从社工的角度来看，做家务则是一种有利于康复的资源，因为在做家务的过程中，患者开始有了生活中的微小目标，有了自己在其中的努力价值；接下来就可以期待自己的价值体现出来，自我的掌控感也有了最基本能实现的途径。与此同时，家庭成员也会看到，一个被自己担心已经"废弃"的人，又重新进入生活的轨道。

同时，嘉康社工也经常与他们的家人交流，让他们重新看到精神障碍患者的改变和优点，交流如何相处更有利于康复，鼓励家人给他们尝试的空间让其可以自理自立，改变家庭对待他们的方式。

3. 走出家门　嘉康的服务接下来的一步就是鼓励患者走出家门，走入社区。在患者的家门外，经常会有各种社区居民开展的小组活动，可以让患者加入其中；或者条件成熟时，还可以为患者专门设置一些更有针对性的小组活动。小组活动的第一个作用是让患者在其中获得轻松、愉快的感觉，借此把压力释放，将压抑的成分打开；第二个作用则是让患者借助小组活动，搭建一个逐渐融入社会的桥梁。社区内的小组活动是患者在患病之后消除病耻感的重要场所，也是让社区公众学会接纳和支持的重要场所。

4. 学会养鸡　将患者的封闭状态打开，能够走出家门后，嘉康接着便连接企业资源，由企业为每一个精神障碍患者提供50只小鸡，让他们在自己的家中饲养。一方面，可以提供一种劳动的机会，让患者获得自主生活的能力；另一方面也可以因此在劳动中赚取经济收入。这也是一个巧妙的设计，它相当于最基本的就业。它虽然并不复杂，但非常真实，就业所能起到的诸多功能，在这里大多能够满足。

以上所有努力都是嘉康社工与患者一同探索出精神障碍患者的新型康复模式。

四、分析：医务社工的专长与成效

（一）精神障碍：一个需在社区康复的疾病

精神障碍疾病有这样一个显著特点，它的康复治疗既包含医院，又包含社区；甚至社区的重要性丝毫不亚于医院。在疾病的紧急发作和治疗期，需要进入医院治疗，而在此之后，在一个相对稳定的康复期，则更为依赖社区。

比如，患者心理状态的改善，能量感水平的提升，与外部环境的适应，乃至最终对于社会生活的融入，都需要在社区来完成。而且正是社区康复支持水平的不同，会让患者的康复进入到完全不同的轨道。

其中，在最低端的情形下，甚至社区只是一个旋转门，患者从医院到社区又返回医院是一个常规模式。其实，这是对疾病康复的延误和康复认知的误解，忽视了社区这一十分重要的场所，使社会文化甚至容易被锁定在一个低水平、缺乏人文精神的层面上。

（二）治疗的手法：生理＋心理＋社会

患者需要获得怎样对的治疗手法，在此不妨使用综合化的医生这样一个概念。它包含生理意义上的、心理或与人格意义上的及外部环境意义上的含义；其中，外部环境又包括家庭环境、社区环境及更外部的陌生人环境。这一环境既是精神障碍患者最终要适应的场所，又是患者在康复期最佳的药方。

第一，在本案例中，社会心理学意义上的治疗手法已经展现出来。其中需要强调的第一条是，社工为患者设计了低门槛进入的目标，比如做家务。这件事情并不需要太大的难度，在平时也不被认为是一件有价值的事情。但它在本案例中就这样被设计出来，社工引入到患者家庭中，也就是能起到重要的治疗功效。

第二，不管是做家务还是养小鸡，在该类事物中，完成它到底意味着什么这很重要。对此有两种答案：其一，它是一个有特定价值的目标，其中对应着生活的意义，人本身的胜任，结果的价值感，因此它的确是一个值得追求的目标物；其二，它是一项任务，是一项被社工或外界布置下来而不得不做的任务。

任何一项任务让人们感受到的都会是压力、不情愿、在消耗自我能量感。相反，一个有价值的目标则会让人们愉悦地投入，之后能得到价值回报，且随着越来越能掌握它，则又会产生自我胜任感。

第三，在患者做这份微小的事情时，要能获得周边人的支持与认可。同样的事情，它能带来的疗效各异：一方面来自当事人对于事情本身的解读；另一方面则来自事情完成之后外界如何看待它。一件虽然微小的事情，在它完成之后，同样可以获得大家对其意义与价值的认可，如此的结局将会让微小的事情变得颇有意义。

值得注意的一点是，外界的认可需要的是发自真心的认可，而不是虚情假意的，装出来的赞美。当内心真正认可时，即便不用言语表达出来，仍然会通过无意识的表现反映出来而发挥作用。其实这也是改变每一个位于患者周围人们的过程，让周围的人们学会看到他人微小的价值。这实际上是在说，我们每一个人都在康复我们自己。

（三）医务社工：成为康复的主角

在社区的场所，面对精神障碍患者群体时，社工会成为治疗的主角。

第一，社工会接纳精神障碍患者，不排斥、不歧视。他们愿意帮助这类人群，他们带着温度走进对方家庭中，陪伴在对方身边，与对方站在一起，一同面对他们的困境。尤其重要的是，他们并非简单地同情，在他们心目中，这些人是有价值的，以及是值得帮助的，并且最终让受助人能够自己在能量感上重新成长起来。

第二，社工会寻找各种可连接的资源加以利用，包括医院的医生，政府递送到社区的福利政策。社工会将这些资源梳理清楚，使它们的作用充分发挥出来。

第三，社工善于梳理患者的各种生活空间，患者周边的人群都被看作是一种可以运用的资源。只要这些周边的人群以一种新型的姿态和关系与患者在一起相处，那么它就可以起到完全不同的效果。例如，可以让周边人学会从优势视角来看待患者，或者让患者融入周边人活动之中等。

第四，如同本案例中看到的，他们还会将一些事务性的内容——这些在日常被看作是辛劳性的家务与养鸡等活动，看作是一种资源。借助于它，可以让患者获得一个自身发展的良好载体。

（四）一种新的手法可以纳入医生的视野

社工机构所擅长的这些服务手法也可以进入医生的视野，让他们看到，对于特定患者的帮助，除了有狭义医学意义上的医疗方法之外，还可以有心理学、社会学，以及综合一起形成的社会服务意义上的帮助。社工掌握了这样一种手法，则可以将软性服务和硬性服务结合到一起，以组合拳的形式提供出来，甚至可以开辟一些特殊的社会服务项目，成为医院业务拓展的一个方向。

五、第二医院的深度解析

社区在此既是一个地域空间，又是一个社会空间，还是一个康复的空间。将社工所提供的服务比作第二医院，在社区的场域中，将社会、生活与更系统化的康复结合在一起。

当下缺失这项服务。本章所述的两个案例都是经过优秀的社会服务机构不断探索生长出的成果，放眼整个社会，其仍是极具代表性的新生事物。以春苗慈善基金会为例，经过十几年的不懈探索才走到今天，每一步都凝聚着他们的心血和汗水。因此，这样的服务在社区中显得珍贵而又稀缺。一旦有一家社会服务机构率先创新，就有充分的信心将未来类似的服务广泛复制和推广到更多的地区。

想要复制推广，先要精准地描述出这种服务模式。本章就采用了一个形象化的比喻——第二医院。在第二医院中，生理康复与社会生活的空间紧密相连，互相促进。在此，康复是在生活空间中展开，所以康复才更为真实、有效，速度也可能是更快的。

（一）第二医院的服务内容

根据患者的身心康复需求，第二医院的服务内容中以下三种需求最为迫切。

第一，疾病本身的康复。患者在医院临床出院之后还要进行缓慢的康复，让身体彻底恢复。在老百姓通俗的语言中叫作"疾病要除根"，即便是不能"除根"，也要尽可能地减少疾病留下的后遗症或影响。

第二，从康复本身来看，在生活空间里的康复效果优于纯医疗空间。最常见的例子是，当一名儿童身体某部分出现残疾时，常常要到专业的康复机构来训练，如残障程度很重，他们的整个童年生活可能都在康复机构里度过。专业康复机构对于儿童来说是灰暗的，充斥着生理上的痛苦和枯燥的练习。在此，当康复技术水平越来越高时，残障儿童看似没有被社会所抛弃，并得到了良好的康复训练。

如今，生活化康复与机构传统的、机械的康复方式形成鲜明对比，生活化康复旨在让康复者回归原本的生活空间，实现更简洁、更具吸引力的康复效果。例如，手臂受伤的患儿，如何最大程度地恢复其手臂功能？首先，我们在日常生活中几乎每时每刻都要用手臂，生活化康复应抓住并利用儿童在生活中最有动力使用手臂的兴奋点。比如，发现儿童对附近的小球感兴趣，可以引导他"哇，快看！那里有个球！"。在其兴奋时，使用手臂的动机就会被激活，使儿童全身心地投入其中，从而达到康复的效果。其次，在此进行的是全方位的综合运动，不只是手臂运动，是全身心地投入。这样的康复是全方位的，直接与现实应用空间对接，因此生活空间康复的效果往往会更好。又如，第二个案例中的精神障碍患者，他们在社区中接触家人、邻居，甚至陌生人。他们只有在所有的接触环境中都能胜任，被接纳、支持并逐渐掌控外部环境时，才是真正的康复。因此，在医院类似"精神无菌舱"的环境下，患者看似已经康复出院，但是回到家、社区、社会后，情况可能会恶化，或者患者再次被彻底保护、隔绝起来，永远无法走出家门。因为患者精神出现问题的根源经常是因为与外界的互动中受到刺激，回到生活和社会的场所中康复，让康复变得真实、有效、彻底和实用。这是第二医院的独特作用，在传统医院里几乎难以实现。

第三，康复的内涵从单纯的生理康复，转换到生理、心理与社会的综合化康复。康复的内涵需要重新确定。人们以往认为康复旨在让身体或临床上的症状得以治愈或消除，而今康复不仅是身体康复，还要继续延伸到心理和社会性康复。

因此，患者康复后还需要三个层面的回归：回归自我，回归生活，回归社会。

第一，回归自我。譬如有人患上精神疾病或罕见病，虽然在短期内没有生命危险，却难以彻底治愈，患者带着痛苦生活。患这种疾病就会产生自我否定，这种否定具有毁灭性。一个人患有疾病就一定会沦落至此吗？答案并非如此，如何才能避免这种境地？首先，让患者认识到身体疾病可以恢复；其次，即便身体恢复的程度不理想，患者需卧床或依靠轮椅，仍可重新展示自我，过得精彩、有尊严、有价值。生活化的康复有一套系统性的理念、技术和操作方法，需要在社区中实践得出。现代社会对康复要求日益提高，回归自我成为关键。患病后仅是身体功能恢复而精神与心理未愈，不能算作彻底康复，患者生活依然黯淡无光，找不到继续生活的意义。

第二，回归生活。康复者可以独立自主后，开始与家人、邻居重新建立联系，重新融入生活，仿佛从未离开过原来的生活。尽管身体功能可能有所减弱，比如手臂不再灵活、眼睛看不到，但只要勇敢地展示并运用新的能力，让自己的身体和人格重新与大家互动就足够了。这对康复者本身有要求，对康复者身边的人及生活空间仍然有要求，也对社工的专业技术有更高的要求。

第二个案例展现了帮助精神障碍患者回归生活的做法。患者回到家庭后，希望过上有尊严、有价值、温馨、和谐的生活。然而，家人往往难以承受照顾患者的责任，因此感到紧张和焦虑，这种心态又影响到康复者，因为疾病本身就让其内心变得脆弱。幸运的是，社工机构能够介入康复者的生活中，重新安排康复者家庭生活，无论是卫生秩序，还是生活和人际关系，社工机构发现康复者的优势，并引导其在力所能及的范围内追求可实现的目标。家庭生活重回正轨，康复者也因为有了目标追求而心情愉悦，回归生活的目标就在一定程度上实现了。

第三，回归社会。回归社会的目标更为高远，意味着让患者通过康复融入正常的社会生活，健康人在日常生活中轻松应对的事情，比如买东西、看电影、逛公园、就业等，他们也能完成与胜任。需要强调的是，这种状态并非将这些日常事务视为一项任务，而是将其作为患者自我能力展示的舞台，成为他们展现掌控力和实施能力的空间。

三个回归符合当下关于人的发展理念。现代一些重大疾病的康复，通常都会把目标提升到新的高度，即三个回归上。因为重大疾病经常会摧毁自我、生活体系和社会体系。现在将康复目标设定到生理、心理和社会三个方面，社区（是指地理、社会和人文）则成为新的康复空间，将其比喻成医院的延伸或第二医院，就需要既有医疗知识，又有社会服务一般知识的社会工作者的服务体系。综上所述，本部分对人的康复从低级目标到高级目标建构出了一个完整体系。

（二）第二医院所需要的专业性

继续讨论第二医院所需的专业性，即社会工作者服务体系的专业性，既包括医疗领域的专业知识，还包括社会服务领域里的相关知识、理论和手法，以及社工具备与医生沟通的能力。

让我们再次回溯第三章，其中两位陈医生大胆地进入社区组织患者，对医疗服务的创新探索有极大的贡献。此处社区的概念可以延伸——患者自组织起来形成一个社会交流的空间，形成一个共同体，这也可以叫作社区或社群。本章的两个案例是对两位陈医生做法的延伸与深化。她们沿着患者需求的足迹，从医院追踪到社区继续帮助患者。更深层次的帮助，尤其是帮助患者回归自我、回归生活、回归社会，需要更多地运作社工的技术手法、知识体系和价值理念。

一些社工机构秉持以患者为中心的原则，一旦发现患者需求，立即开发相应的服务或嵌入医院，助力其开展服务。然而，人们常问，社工服务的资金从哪里来？可能源于捐赠，或是从政府购买社会组织的服务，这两种途径较为普遍。社工机构未来持续性地运转需要找到愿意出钱购买服务的对象，除非公共政策可以兜底。从国家公共服务现状和未来发展趋势，未来要从社工服务自身来思考如何筹集资金、如何独立运作、如何持续性地运作等。既然社会对服务的需求强烈、深入而又广泛，即使未来没有持续性社工服务的介入，甚至只是患者自发组织的互助服务，我们也有充足的理由相信未来一定会有人会为此"买单"。

第十一章　医务社工的嵌入

本章将要探讨的是医务社工的嵌入，即医务社工以个人或以机构的形式融入医院，形成1＋1运作的模式。延续本篇前三章，其所论述的都是医院医疗服务体系加上外部社会服务机构的组合方式。医务社工嵌入医院体系开展的究竟是什么服务？对于改善医疗服务体系的问题会起到怎样的作用？具体的服务技术方法有哪些？医务社工的嵌入应注意哪些问题？这些问题将会在本章一一解答。

一、医务社工在医疗服务体系内的嵌入

（一）医务社工嵌入医院

1. 含义　医务社工嵌入医院是指医务社工进入医院的运作体系，将医院中需要的软性服务内容承担起来。

从乡村医生进入现代医院，医生所承担的职能日渐分化。仅就硬性服务职能而言，已经划分为诊疗和护理两大部分，分别由医生和护士两大群体来承担。硬性服务和软性服务之间也逐渐分化出来，软性服务的内容越来越多，技术方法越来越系统，服务的内容也越来越专业化。因此，软性服务可以从医生的工作中适当分离出来，由专业化的医务社工来承担。

在分化之后，功能还需要重新整合起来。在医生、护士和医务社工各自承担自身功能的基础上，又需要他们互相沟通，形成一个功能整合体系。这种新型医疗服务模式可以简称为"医生＋护士＋医务社工"的三合一体系。只有当医务社工的功能真正嵌入到医院的整体运作中，才能称之为医务社工的嵌入。如果医务社工只是加入进来解决一些疑难杂症，或者降级为打杂助手的角色，则无法称之为嵌入。

2. 目标：双轮驱动　在现代社会中，高层次、大型化、专业化的医院更

容易将医疗服务的软硬两个轮子分开。尽管医院的制度化和硬性服务水平较高，但软性服务却常常被忽略。解决这个问题的模式可以是引入医务社工，让社工专门负责软性服务，医生专门负责硬性的医疗技术服务，最后二者重新组合。护士的功能在整体上属于医生的一端，但也可以在另一端与医务社工融合起来。

这种新组合的作用与传统医生兼具硬性和软性服务两个职能的效果相当，甚至可能会更好。这正是医务社工嵌入医院的本意所在。

3. 形式　在形式上，医院可以临时聘请医务社工机构的人员与他们合作，还可以作为医务社工嵌入医院的试点。通过这种方式，医院可以评估医务社工在软性服务方面的作用和效果。如果试点项目成功，医院可以考虑将医务社工纳入正式编制，使其成为医院内部的一个固定岗位。

在医院内部，医务社工可以专门的社工岗位的形式存在，他们可以负责处理患者的心理、社会和家庭问题，提供心理支持和咨询，协助患者解决与疾病相关的问题。此外，医务社工还可以与其他科室合作，为患者提供综合的医疗服务。

随着医务社工的发展和需求的增加，医院还可以扩大规模，成立一个单独的医务社工科室。这个科室可以由专业的医务社工组成，负责提供全面的软性服务。

（二）功能定位

医务社工在承担医院软性服务功能方面发挥着重要作用。他们可以运用第三篇中所讨论的社工理念和手法，将医生从软性服务的负荷中解放出来，使他们能够更专注于提供硬性医疗服务。医务社工的工作可以实现以下一系列的功能。

（1）帮助医生和护士缓解心理压力，协调医患关系，使医疗服务运作更加流畅。

（2）帮助患者筹集资金，解决治疗资金短缺的问题。

（3）通过"与患者站在一起"等手法，解决患者的责任主体归位问题，消除医患冲突的根源。

（4）通过软性服务，使患者在医院拥有良好的体验，从而愿意持续选择这里的医疗服务。

以上都是第三篇中讨论过的内容。除此之外，医务社工的介入还可以挑战更具深度的功能实现。

（1）建构特定的科室（如安宁疗护病房），解决重症患者的心理疾苦，甚至临终关怀问题。

（2）筹集公益资金，甚至建立医院基金会。医院中经常会遇到许多家庭经济困难的患者，他们的家庭无法负担后续治疗费用。因此，社工可以帮助医院筹集一定的应急性资金用于帮助这些经济困难的患者及家庭，以缓解燃眉之急。

（3）将患者群体组织起来形成患者自组织。比如，早产儿、乳腺癌、罕见病等患者群体，一旦医务社工将其组织起来，这些群体之间会产生互助和支持的作用。他们的支持与互助不仅限于院内，在院外他们的关系也会延续下去，成为彼此生活的力量。

所以，医院引入医务社工，不仅是因为需要特定的人手，更重要的是医务社工掌握的理念与专业的工作手法可以在院内发挥出实质价值。这样的人才队伍可以让软性服务的效果进入更专业化的轨道。

二、医务社工的新增工作方法

医务社工在开展工作时，除了第三篇中提到的一些常见方法之外，还可以采用更系统化的工作方法，以进一步提升工作效果。常见的工作方法包含以下几种：①与患者进行深度且系统化的交流，帮助他们表达内心感受、经历和需求；②开展小组活动，通过组织患者和医护人员参与小组活动，可以促进他们之间的交流和互动，释放更多的潜力；③还可以致力慈善筹款工作等。以下将展开分析。

（一）叙事疗法

1. 叙事疗法介绍　叙事疗法源于国外，至今已有20余年历史。引入国内后，得到了学术界和实务领域的重视。叙事疗法，简而言之就是让患者敞开心扉，倾诉自己的故事，一旦患者开始讲述，便会产生诸多效果。下文的案例将使读者更深入地理解这一方法。

有一位79岁的女性患者，曾是思想政治课教师。她因低钠血症引发脑损伤，年迈后又患上多种疾病，加之在医院环境中缺乏安全感，长期处于恐慌和忧虑之中，身体和心理状态均不佳。这位患者实际上对隐性医疗服务有较高的需求，而医务社工可以与患者展开深入对话，将隐性医疗显性化。具体应该如何操作？

第一，医务社工协同主治医生向家属解释患者出现异常表现的客观原因，让各方理性地看待此事，平静下来后再思考应对之策。此处，也可以用界定来表达这种作用。

第二，医务社工将进入叙事疗法的核心，与患者沟通，让患者分享自己的故事。在患者讲述时，医务社工以同理心聆听、共同分享，让患者感受到被理解和关爱。同理心指的是理解患者的难处、痛苦、命运和现状，但是，医务社工仍需保持自己的独立性。因此，"与患者站在一起"并不意味着共情，因为共情之后再去体验患者的情感，可能会让医务社工变得脆弱。

患者讲述时，处于自我打开的状态，这也是一种自我释放。当有倾听者陪伴，患者就能感受到支持，安全感增加。共同面对问题，有助于患者摒弃自我否定的消极心态，减轻给他人添麻烦的自责心态。患者压力得以释放，温暖感逐渐增强。简而言之就是患者讲、社工听。相比之下，尽管医生可以换位思考，但因时间有限，无法深入对话，更深入的服务可以转交给专业的医务社工。

第三，患者讲述完毕后，医务社工可以引导其讲述那些能够体现尊严和价值的部分。在此过程中，患者会产生各种不同的情绪，包括痛苦、悲伤、乐观、愉悦等。当患者在医务社工面前敞开心扉时，便能获得安全感。若患者具备尊严感、价值感和能力，医务社工的引导使其更加自信，患者将重新认识过去的价值。此时，患者和家属也会看到积极的反馈，共同迈向积极面对人生的境界。

第四，重塑积极的过程。患者讲述自己的故事时，或许讲述得确实不错，也表现出了自信和乐观。但在一些情况下，患者处于未确定状态，很难理解琐碎细节，将其视为稀松平常之事。通过医务社工重新解构和界定，让患者意识到这些琐事背后的美好。例如，患者认为上课只是自己的日常工作，但医务社工的解读，让患者领悟到，尽管思想政治课内容艰深，但患者却能用生动的故事与学生产生感性交流，让学生在课堂中获得启发和感悟。患者既达成了教学目标，又激发了学生的积极性。

叙事疗法是一种以倾听为主导的治疗过程。首先让叙述者倾诉心声，倾听方则表现出愿意与叙述方站在一起，这种互动使叙述方感到安慰、温暖和鼓励。然后，倾听方引导叙述方讲述积极、正面的故事，使其通过客观事物得到正反馈。进一步讲述时，倾听方给予明确的界定，让叙述方得到更进一步的鼓舞，如此依次递进，叙述方就会逐渐摆脱消极情绪，进入积极状态。

2. **叙事疗法原理分析**　第一种作用在于提供了一个倾诉和倾听的平台。在这个平台上，患者可以通过讲述自己的故事来释放内心的压力，而倾听者则能够理解他们，与之站在一起。因此，整个过程具有一种压力释放的效应。

第二种作用是通过优势视角来帮助患者重新认识自己。在与患者的交流中，医务社工会追溯他们的过去经历，特别是那些让患者感到自豪或得意的经历。通过重新回忆和强调这些故事，使患者重新认识自己的价值和能力，从而增强自信心。

第三种作用是通过界定来帮助患者改变他们对自己和病情的看法。在医务社工的心目中，患者具有价值和勇气，而对病情的严重程度他们也有自己的判断。当医务社工拥有更有能量感的价值与勇气判断时，他们可以将这种判断传递给患者，改善他们的心理状态。因此，社工独特的价值观和看待问题的视角会自然而然地发挥作用。特别是当他们同时拥有高能量感时，界定的作用将会超出想象。

第四种作用就是认知梳理，社工通过与患者的对话帮助他们理清思维和观念。在社工与患者的对话过程中，会出现各种问题和不同的看法。当患者的观点呈现消极、非理性或负面色彩时，医务社工可以与他们展开对话，用平和理性的视角帮助他们梳理清楚相关的道理。通过这种方式，患者可以更好地理解自己的思维方式，并有机会重新评估和调整自己的观点。

在不同的环节中，不同的作用可能占据主导地位，并且每一种作用的出现都是适时而生。其中，第一种作用是最基础的，无论在什么情况下，患者的自我表达都具有压力释放的作用；而第四种作用只在一些特定的情况下才需要出现。第二种和第三种作用则总是普遍地呈现出来。

可以看出，叙事疗法确实需要一定的时间和专业技术。它不仅要求社工具备专业的技巧和理念，还需要他们与患者建立信任关系，并能够有效地引导和支持患者的自我表达和故事重构。因此，将叙事疗法的功能从医生转移到专门的医务社工是非常有必要的。不过医生也可以逐渐了解和学习叙事疗法的思路和方法，以便在适当的情况下运用到自己的临床实践中。通过与社工的合作和交流，医生可以更好地理解叙事疗法的原理和应用，从而为患者提供更全面和综合的治疗服务。

3. 叙事疗法原理的深度分析 当我们继续深入解读和理解叙事疗法原理时会发现，随着研究的深入，原理变得更加简单明了。

首先，假设存在一位医务社工，他深信每个患者都是有价值的。其次，加入一个实际操作的条件：患者与医务社工通过对话展开互动。当这两个条件同时满足时，无论使用何种方法和程序，我们坚信都会产生良好的效果。

这种判断的根本原因在于，当社工心中认为对方是有价值的时候，那么对方的价值自然会在互动中不断地展示出来。有时社工可能会主动挖掘患者的优势，并通过积极的视角来呈现他们的好处；有时社工的回应也会让对方感受到对于他们的尊重和重视。此外，对话的氛围及社工的状态也会起到界定的作用，影响对方的感知和体验。

叙事疗法是由后现代建构主义心理学家麦克·怀特（Michael White）和大卫·爱普森（David Epston）于1980年左右提出的，它有一套特定的操作套路。有些医生或医务社工愿意遵循原创者的操作规范，认为这是操作的规范性所要求的；也有一些人更愿意深入理解其中的原理，并创造性地将其应用到自己的工作环境中。本书显然推崇后者的观点，即只要掌握了原理，就可以按照自己的意愿，根据现实条件和能力资源特点进行灵活运用。

理论的发展是一个不断迭代和完善的过程。随着时间的推移，人们对于某一领域的认知会不断加深，同时每个实践与应用者也会在个性化的使用操作过程中对理论的内涵进行深化和改进。这意味着要想让理论适用于自己的工作领域，需要掌握其中的精髓而不是套路。

（二）小组活动

1. 含义 本书中关于小组活动的定义是三个和三个以上的人组织到一起，开展各种趣味性群体活动。小组活动的第一个特点一定是有趣，之所以要有趣，表明大家都愿意投入其中，将自我充分打开。这种氛围与无趣的、人们不愿意进入的情形及任务导向、制度化的活动形成鲜明对比。第二个特点是，这些让人感到有趣的活动可以多种多样，并不局限于具体的内容。它可以是一种普通的游戏，还可以是大家轻松地讨论一个特定的话题。如果操作得当，平日里的各种学习活动也可以以非正式化和趣味化的方式进行，从而成为小组活动的载体。

2. 蕴含的潜力　这样的小组活动至少蕴含三重潜力。

第一，小组活动可以带来压力的释放，这来自活动内容的有趣性及人们在一起活动时的轻松、愉快氛围。任何游戏活动都具有这个特点，原因在于人们把所有的目标抛弃，把所有的任务清零，当每一个人内在的兴趣被打开，大家通过互动将游戏进入到一种压力释放的状态。

第二，成员们走到一起建构起积极的关系氛围。其中，每两个成员之间都可以建立起伙伴关系，每个人对于整体都会形成归属感。因此，有时又称这种小组活动为共同体，伙伴关系和归属感便是这里能产生的两份效果。

第三，小组活动还可以为每个人安排一个特定的角色，使人们在活动中增能。每一个角色都可以有特定的含义，比如在儿童小组活动中，有的活动会鼓励儿童成为"闯关的小勇士"，有的会鼓励儿童成为"医生"，无论何种角色都具有特定的增能作用。这些角色还可以与诊疗过程中的活动场景关联到一起，从而让患儿在游戏中学会解决现实问题的方法。

（三）小组活动案例：先天性心脏病患儿的医务社工服务

以下将展示一个先天性心脏病医务社工服务的案例，使读者对医务社工的小组活动服务可以产生更深的理解。

1. 通过角色扮演游戏缓解患儿的紧张心理　先天性心脏病患儿到医院接受治疗时，先要做身体检查，如心脏彩超、血常规、CT等。然而，患儿并不清楚医生和护士要对他们做什么，在检查过程中，患儿便会剧烈反抗。即便与患儿耐心沟通，他们仍无法理解，只会担心医生和护士是否要伤害自己。这使医护人员倍感压力，患儿家长也在旁边抱怨医护人员，为何如此对待自己的孩子。

此时，社工会巧妙地用游戏活动缓解局面。比如，医生角色扮演游戏，让患儿扮演医生体验和了解疾病治疗的相关环节。医务社工会为患儿带来一套包含听诊器、注射器等的仿真诊疗玩具，患儿将尝试用各种治疗玩具模仿医生的方式对身边的人（父母、其他小朋友或者社工）进行模拟诊疗。

在这个环节中，患儿起初会对这些玩具感到非常好奇和兴奋，乐于尝试。随着患儿之间、患儿与父母之间互动的加深，病房里的氛围也逐渐变得轻松、愉快。这种轻松的氛围有效缓解了患儿对诊疗的恐惧心理，当医生和护士再度进入病房时，患儿能更加积极、乐观地配合诊疗。

2. 通过心脏模具游戏增加患儿对疾病的认知　此外，为了让患儿了解自己的心脏出现什么问题？医生要对自己的心脏做什么？医务社工还会制作一些心脏模型道具，用患儿可以理解的语言、方法，让其能够直观地了解心脏出现的问题及修复方法。例如，在模型探索中，有些患儿就会发现自己的心脏与健康的心脏相比，两个心房或者心室之间的"墙壁"有破洞[1]，或者在血液流经时应该自动"关门"的血管总是忘记"关门"[2]。当他们明白心脏的真实状态后，便会更加积极配合医生和护士进行检查与治疗。

活动结束后，患儿对于疾病的恐惧感大大减轻，不再害怕接受治疗了；游戏中尽可能地将医护人员融入其中，拉近患儿与医生和护士之间的关系；病房里，患儿之间的互动也变得更多、更亲密，伙伴关系建构起来了。

该案例表明，小组法在医疗服务中行之有效。本案例中的患儿虽然懵懵懂懂，却能感知到医疗环境和疼痛之间的模糊关联，因此，初时表现为恐惧、抗拒治疗。而医务社工将严肃庄严的环境以轻松的、能听懂的方式表达，患儿在游戏中就能逐渐适应治疗环境。

过去应对患儿的抗拒治疗，通常可能会采取"哄一哄""骗一骗"或者"置之不理"几种方法，效果有时不尽如人意，令家长和医生束手无策，有些方法甚至还会对患儿造成伤害。小组法不仅能为患儿提供帮助，还能让医护人员成为游戏活动中的参与者和受益者。如今，医护人员的工作强度大，压力也很大，再加之医患关系紧张，导致医护人员往往有心无力，医务社工的做法则可以避开这些因素，使医护人员毫不费力地参与进来，获得超出预期的收获。

三、实际嵌入时面临的挑战

以上无论是医务社工的定义还是关于方法的描述，都还只是停留在理论层面。理论层面的逻辑与医院购买服务的实际需求之间存在差异，因此，从"医务社工是有用的"到"医院可以采纳它"，中间还有一段巨大的距离需要填补。本节将探讨如何弥补这段距离的问题。

---

① 这里指的是先天性心脏病常见的室间隔缺损和房间隔缺损病因类型。

② 这里指的是先天性心脏病常见的动脉导管未闭病因类型。

（一）当下的探索期

医务社工进入医院后，需要 1 ～ 3 年的探索期，所有的服务探索大多处于初级阶段。

在探索阶段，一般化的合作模式是外部的社工机构派驻专业社工人员进入医院开展服务，相应的成本由政府或基金会承担。探索期的要求相对宽松，社工可以抓住机会创新出适合本院的服务模式。在这一时期，医院不仅无须付出成本，还会额外赚取免费的人力资源，专业的医务社工还可以帮助解决许多深度的问题。对于驻点医务社工而言，由于没有严格管控的压力，因此只要能够助人一臂之力，即可获得价值感，彰显自己本身的价值使命，这对探索形成服务的模式非常有益。对于资助方而言，他们也处于一种兴奋且充满价值感的状态。他们的出资用于实现一项充满创造性和探索性的工作，未来医务社工的服务模式或许正从这里产生。

可以将探索期称之为医务社工与医院间的蜜月期，然而正是在这充满甜蜜的美好阶段，却隐藏着内在悖论，它对未来可能是影响社工发展的危机。一方面，医务社工严格遵循来自课堂和书本中的理论逻辑，而医院需求的满足需要的是解决问题的实用逻辑，二者的逻辑可能完全不同。在宽松时期，这个问题并不容易被觉察到。当医务社工认为到了证明自己的时候，医院却因没有看到社工的价值选择终止合作。因此，需要在理论上进行调整，将社工追寻的目标和使命转化为可以落地的、能够解决医院实际问题的服务模式和技术手法。

（二）有效 vs 值得：需要将二者区分开来

1. 医院遵循"是否值得"的标准　是否值得，即需要考虑投入产出比。医院在一定程度上遵循市场化运作的逻辑，他们需要确保特定的投入能够带来特定的回报，这样才能让医院可持续地运转下去。

软性服务同样是一种投入，也会带来相应的回报。例如，在传统乡土医疗中，软性服务是必不可少的组成部分，它的作用丝毫不逊于硬性服务。正是软性服务的投入，才让医生和患者建构了人格化信任，使患者愿意继续来此就诊。

虽然软性服务是必要的，但至于值得花多大的成本来投入，以及投入什么程度是恰当的，是医院必须考虑的事情。医务社工可以将软性服务形成专业化的服务体系，构成医院服务中不可或缺的一部分。医院的逻辑或许是，虽然软性服务能改善患者的口碑，为自己带来更多的服务收入，但新增的收益是否能与为此而投入的成本相匹配？

2. 社工机构遵循"是否有效"的标准　与医院的逻辑不同，医务社工遵循的是有效性原则。有效性指的是投入一定的资金和资源来为特定的对象提供服务，最终需要能够证明相比于没有接受服务的群体，服务对象是否会有明显的积极变化。

评估是证明有效性的最重要环节，而随机对照实验被认为是最科学的方式之一。具体来说，针对干预对象，在干预前进行一次前测，在干预后进行一次后测，观察它们的变化值。同时，还需要设置一个控制组，也进行前测和后测。然后比较干预组和控制组之间的变化值是否有显著差异。如果这种差异在统计学上具有显著性，那么就认为社会服务是有效的。

随机对照实验对变量的控制较为严苛，通常情况下难以达到。另一种替代方案是使用案例法，比如，为一位特定的肝癌晚期患者提供服务，可将该患者在服务过程中的所有受益性变化以故事的形式讲述出来，以便他人能够理解。这是对于"有效的"另一种常见的表达方式。与评估环节相对应的是服务开始前的需求评估，正是因为存在需求，社工才进入其中服务。至于这份需求是否值得社工投入，则不在考虑范围之内。

3. 二者的差异　"有效"与"值得"是两个不同的标准，它们在严格程度上有所不同。其中，"有效"属于较低标准的范畴，而"值得"则属于更严格的标准。因此，一项服务可能是"有效"的，但并不一定是"值得"的；而"值得"的前提一定是"有效"。

如果我们进一步探究，还会发现更多的差异。例如，在社工领域，"有效"可以评价一切为患者提供的服务，无论它们是否能带来经济效益；而"值得"则必须与医院经营运作的收益相关联。

医务社工全心全意从患者需求出发的理念令人敬重，但最终不得不面对让医院"买单"的目标，即要让一个独立运作的法人主体从理性的角度来购买社工的服务。因此，仅仅"有效"不够，需要让医院看到社工的价值，认为服务是"值得"的。

（三）两个"中心"说

1. 患者中心说　社会工作专业令人感动的地方在于，在社会服务中他们始终坚持以服务对象为中心的原则。无论是在学校、医院还是企业等场所都是如此。以服务对象为中心意味着关注对方的需求，并沿着这些需求提供服务。因此，服务对象的需求始终是第一位的。

2. 医院中心说　医务社工进入医院开展服务，除了以服务对象为中心之外，是否应该同时加上以医院为中心，这是一个颇有争议的话题，但值得继续深入探讨。

之所以要考虑将医院的工作开展作为第二个中心，是因为医务社工进入医院最终需要医院来买单。医院需要核算新增服务的投入产出比，只有相应的投入能够保证医疗服务的可持续性，他们才会考虑稳定地购买这份服务。否则，他们会拒绝。

从更深层次来看，医院的医疗服务本身就是以患者为中心展开的。整个医院的制度体系设置，包括科室布局、诊疗流程等，都是为了让患者获得最有效的服务，这完全可以解读为以患者为中心的理念。而医务社工的加入，是在既有的制度体系脉络中增加一个新的组成部分。也就是说，已经存在的以患者为中心的体系是有效的，但仍然存在不足之处，针对这些不足可以继续增加新的成分。显然，社工软性服务的加入是一种嵌入的方式，而不是以自己作为原生点加入进来的。在这里，嵌入获得了更深层次的含义。

3. 医院中心说的实操　以医院为中心，可以分解为以下几个具体的实操环节。

第一，针对当前医院的运作状况，找出其中存在的问题，如医患关系紧张、服务流程不顺畅等，并添加社工自己的服务，以产生实质性的效果。

第二，让这份效果打动科室主任，使其看在眼里，并将已有的医疗服务流程与医务社工的新增服务手法有机地融合起来。

第三，让服务效果继续打动医院里的主管副院长，使其在整个医院的制度体系中对自己的工作予以支持。

第四，打动医院的院长，甚至上级的主管部门，通过他们将社工服务引入医院的服务体系中成为关键一环，并与既有服务体系嵌合起来，高效运转。只有到了第四步，医务社工才能做到真正嵌入到医院的服务体系之中。

四、"蜜月期"所掩盖的问题

（一）"蜜月期"的忧虑

"蜜月期"是指医务社工的探索期。在此期间，医院无须出资购买医务社工服务，而是由其他主体代为购买，然后派驻到医院之中即可。"蜜月期"本应是医务社工难得的轻松时期，让他们能够从容地尝试各种服务，形成有效的服务模式，并最终赢得医院的认可。

然而，实际情况却往往并非如此。正是由于"蜜月期"给予医务社工的轻松和坦然，使他们容易陷入两种错误倾向中：①当医院、派出机构或资助方以形式化的内容来考核驻点社工时，他们便进入应对考核的轨道，形式主义和科层制的管理作风在这里重新盛行起来；②如果医院不去考核，而是由资助方和第三方机构一同评估时，他们又容易陷入学术套路，即遵从有效性原则下的评估方法，增加诸如宏大的理论和研究方法为其有效性佐证，但这种做法并不能真正满足医院的需求。这说明在探索期的低压力状态下，社工的探索也很有可能走上一条事与愿违的道路。

（二）问题的根源诊断：社工专业本身的问题

问题的第一个根源在于医务社工机构本身。他们所遵从的有效性原则，其衡量标准往往低于"值得"的标准。例如，在一次医务社工案例大赛中，一位试用期的医务社工展示了其帮助一位癌症患者从入院到出院的整个流程，项目共花费10万元的成本。显然，这个案例的确满足了患者的需求，通过测量也可以看到患者心理上的变化，整个流程也非常专业，还与各种相关理论对应起来。然而，如果整个项目仅仅是这样一个案例的完整呈现，那么就需要思考这10万元的投入是否值得了。

实际上，医院也在考虑如果投入相应的人力和物力去面对一名重症患者，陪伴他、温暖他，几乎会测量出产生了特定的心理效果。但重要的是，社工要说服医院，让他们看到一种独特的方法，它能产出与投入相匹配的效果。比如，向医院说明医务社工与医生有哪些不同，如何能够通过社工的服务减缓医院里的矛盾和冲突，甚至开发类似于安宁疗护病房这样的服务方案。只有这样，才能将医务社工的价值全面展示出来，从而证明自己是值得的。

此外，医务社工需要将服务的思路理顺并嵌入医院的服务环节中。如果撒开医院的制度体系，单纯地以患者为中心开展工作，那么可以在医院这个物理空间场所中叠加社工的服务与活动。在这种情况下，医务社工可以开展许多事情，服务的脉络可以单独成立，服务体系可以变得枝繁叶茂，最终的效果也会相当不错。然而问题是，谁来为这套服务"买单"？

单中心与双中心服务的模式设计一定是有差异的。实际上，不仅在医院，在社区、学校和企业中也是如此。在企业社工领域，曾经有一个失败的典型案例，某企业专门聘请社工机构来为自己的员工提供服务，以弥补自身只擅长管理而不擅长服务的不足。然而，当社工机构进入后，将一定比例的服务转化为支持员工维权的服务。最终的局面是矛盾非但没有调和，反而使企业与员工对立了起来。对于社工而言，帮助员工是他们的使命所在；而在企业看来，员工需要先遵守管理制度，再接受额外的服务。从中可以看出，是否能将服务嵌入到企业的运转体系中是关键所在。医务社工嵌入医院也是同样的道理。

除了上述两种情况之外，社工还容易陷入第三种错误，即将自己的服务流程化、套路化。所谓套路化，就是将整个服务过程简化成一套标准流程，其中每个环节都符合评估的要求。描述整个服务过程时，也都充满了方法论上的合理性和理论上的正确性。至于整套服务是否真正瞄准了需要解决的问题，是否具备解决问题的技术和能力，是否能够创造性地实现目标，都是不确定的。

（三）院方会出现的问题

社工想要嵌入医院，但如果医院过于行政化，展现出明显的自上而下运作属性，那么医务社工的嵌入仍然会遇到问题。问题表现为，医务社工的存在只是形式上的，缺乏实质内容，专业性很难得到发挥，他们经常被当作"帮忙的人手"纳入到自上而下的管理体系中。

调研团队曾经访谈过一些医院，发现医院内部确实设置了社工科，但当出现问题时，医务社工科的社工普遍缺乏对患者责任主体归位的基本意识，导致一些棘手案例的出现。当被问及如何预防院内服务风险时，他们无法给出明确的回答。关于此内容的具象化表达，一篇硕士论文中曾对其进行了系统性描述。

"X医院成立社工部是出于政策的强制，并非出于对医务社会工作价值性本身的认可。这一政策是国家和省级卫健委曾发布过的红头文件，文件提出三级医院必须要有社工部。2018年的时候医院挂牌社工部，但没有正式运营，然后一直到2019年的3月和Y基金会合作。"

X医院设立社工岗位后，这位硕士生来到此医院实习，其中的见闻引人深思。

"项目社工的工作本应该是以项目内容、项目指标为核心，但在社工部成立之初，让其承担项目之外社工部的其他工作。"

"社工部将部门建立初期所有的工作任意地派发给项目社工，项目社工只能将这种无序的工作派发全盘接下。"

"在此过程中，将项目社工的价值更多定位在可以作为'行政人员'开展行政性工作、出台有可操作性的规章制度，可以开展外联、接待、会议筹备工作，可以进行实习社工的管理，但却不是项目本身的服务价值和社会工作的专业价值。"

"在工作过程中，医生从不会找到项目社工交流特殊患儿的情况或是要求协助共同服务。这也恰恰说明了，Y基金会项目社工在前期项目运行过程中，并未能按项目要求为患者、家属、医务工作者等多类服务对象提供专业服务。[①]"

另外一篇硕士论文也是相同领域的不同主题，其主要表达的是医务社工本应进入医院发挥其专业作用与价值，但真正进入后，却受限于半行政化的体系之中，专业施展的空间被严格限制。医院同样将医务社工的角色主要定位于行政管理人员。

（四）多方管控主义的格局

比医院的行政化更令人担忧的是多方管控主义。多方管控是指对于驻点社工来说，有多个利益相关方可以同时对其管理与考核，比如自己的派出机构（通常是社工机构）、驻点所在的医院（社工科、开展服务的科室、院内管理部门等）、项目的出资方（为项目提供经费的基金会或其他社会组织）。所以，医院、社工机构和基金会三者都有权对该社工进行督导与管理。

1. 糟糕局面的产生　最糟糕的局面是医院、基金会和社工机构三方主体

---

① 谢林芳. 合法性视角下医务社会工作者的角色冲突及应对 ［D］. 武汉：华中师范大学，2022.

都采取管控策略，没有一方采取"给予自主空间，外加自上而下支持"的策略。医院的行政化导致其自然而然地采取管控措施；出资方通常以项目管理的名义加强流程管控，要求驻点社工提供各种资料；而社工机构本应是最不该实施管控的一方，但如果他们缺乏支持理念和专业性作为基础，通常也会在督导的名义下实行管控。

比如，一线社工经常会吐槽："我有几个甲方，我们甲方很多。这样社工就很累，我到底听哪个？我机构每个月要交资料，基金会要交资料，医院也要交资料，这个资料其实就是很耽误……你的需求也抓不准，然后你做的事情也非常杂，导致社工的积极性很差，社工成就感也没有，他的挫败感很强。[①]"

回到主题，还会发现多方对医务社工的考核往往会导致他们承受巨大的压力。因为大多数从事社工职业的人们都具有强烈的责任感和价值感追求，他们希望追求实现更多的价值感，一旦他们的工作被纳入行政化体系和形式化的考核中，这种价值感追求就会受到冲击。

2. 管控与考核自然进入到形式主义的轨道　在多方主体（如医院、基金会、社工机构等）对医务社工管理下，就很容易陷入半行政化的监管和考核中，这对医务社工的发展极为不利，也无法助力医院形成"双轮驱动"的格局。

这篇论文也有相关描述："每周举行'不少于三次的各类活动'作为项目的一项指标，本是为了规范项目的运作，但在实际的执行过程中，却变成了每周只需要完成三次活动并形成活动记录上交基金会即可过关。[②]"

考核指标本来是为了规范项目运作而制定的，但在实际执行过程中却变成了每周要完成和展示的动作与任务。因此，能否实现医务社工真正的目标已经不在考核范围之内。这是公益领域经常会出现的现象。无论是社工机构还是公益组织，对于服务效果的评估都变成了服务对象前后变化加上服务是否完成，加到一起就形成了所谓的全面评估。这种"只要完成了承诺的工作，最终效果证明有效"的评估方式在医院是毫无用处的。为了举办活动而举办，不仅花费

---

① 谢林芳. 合法性视角下医务社会工作者的角色冲突及应对［D］. 武汉：华中师范大学，2022.

② 谢林芳. 合法性视角下医务社会工作者的角色冲突及应对［D］. 武汉：华中师范大学，2022.

了资金，还没有任何实质价值的产出。这在医院和社区之中都普遍存在，需要引起高度重视。

3. 烦琐的工作与复杂的矛盾关系　工作质量要求的降低和工作数量的凭空增加，导致社工无暇顾及工作质量，只能被动完成工作量。比如，驻点社工有时会把相应的工作量交给实习生来完成，这又导致后者感到无能为力，甚至还会对整个社工领域失去信心。

实习社工在论文中提到："我们在开会的过程中，经常都觉得社工并没有给我们实质性的建议，只是在说你这个做得不对，那个做得不对，但是没有说你们要怎么改进，可能他们也是缺乏经验吧。"

"我有时候也很难肯定自己，就是说怀疑自己能给服务对象带来什么样的改变，或者是解决他的问题……除了护士长之外，其他人就可能会把我们当作是幼托，他们就会说，'你们天天带着小孩玩，好开心哪，都不用干其他的事情'。他们就把我们看成带小孩的。"

综上所述，如果医院设置医务社工科，或者引进医务社工的岗位是有发展前途和值得期待的。但要想真正实现目标，还需要形成医务社工的专业手法，并将医务社工功能深度嵌入医院的运作体系。因此，医务社工既需要有专业能力，还需要让医院认可，即便政策自上而下的推动力度再大，如果底部专业支撑不够，缺少可以将政策设计真正落实的人员，政策将会遇到难以突破的瓶颈。

第十二章　患者自组织的功能承担

作为本篇的最后一章，本章讨论的话题同样是社会组织加入后会给医院带来什么？与社工机构和一般公益组织不同，本章探讨的社会组织是由患者或家属自组织发展成立的社会组织。显然，这样的社会组织在医疗服务领域具有独特性。这类社会组织开展的服务内容与产生作用方式是本章重点探讨的问题。

一、案例："金丝带"对癌症患儿的照护

广州市金丝带特殊儿童家长互助中心（下文简称"金丝带"）于2006年6月30日由癌症患儿家长自发成立，是一家为癌症儿童家庭提供专业服务、推动癌症患儿家长互助的民间组织，主要服务对象为广州市户籍或在广州市接受治疗的0～17岁癌症患儿、康复者及其家长。

2011年10月9日，其在广州市民政局正式注册为民办非企业单位。2021年9月，被评为4A社会组织。"所有癌症儿童得到有效治疗和照顾，拥有生命尊严和身心健康，平等地融入社会"这是"金丝带"的愿景，他们也一直用行动践行着。

（一）白血病患儿及家庭的困苦

根据全国肿瘤登记中心数据，我国每年儿童癌症新发者大约有4万例，儿童不幸患有恶疾，需承受治疗不良反应带来的痛苦，甚至面临生命的考验。

当每一名患儿从家庭、社区、学校来到陌生的医院环境，面对枯燥、单调的治疗生活时，其不仅因吃药、打针等治疗在生理上感到痛苦，而且病房中娱乐活动匮乏、学习停滞、与接触外界减少、家人的情绪波动等原因也造成了患儿面临"身-心-社-灵"多方面的困境。

不仅患儿在初入院时不易适应，陪同的家属也面临同样的困境。面对患儿治疗的痛苦，家庭成员也同样会感受到多种焦虑和不安。一方面，家属作为患

儿的照护者肩负着很大的责任与压力，关于患儿的治疗、护理、情绪安抚、康乐等需求，家属也是从零开始了解和学习，需要花费大量时间、精力和金钱；另一方面，由于突如其来的疾病打击，家属身心也受到了巨大的冲击和影响，在此困境中仍需学习大量疾病与护理相关的知识，但常常不知从何学起，也不知需要了解什么。即使想事无巨细地咨询医护人员，但因医护人员时间和精力有限，无法一一回应。

医护人员日常诊疗工作十分繁重，面对家属对于患儿各种情况的咨询也是心有余力不足。长此以往，医患之间极有可能因信息不对称、误解彼此态度等情况而产生摩擦，若未及时地处理，极有可能导致医患冲突，不利于患儿长期治疗。

面对这些困境，如何提升患儿的在院适应性？如何促进家长与医护人员之间有效的沟通和理解？如何搭建患儿、患儿家属及医护人员三方共建式关系结构？以此推动医院中"双轮驱动"的还原，增强软性服务。"金丝带"近几年的做法或许能够带来启发和借鉴。

（二）家长互助模式的建立

"金丝带"是癌症患儿家长自发组织成立的，在这样一群同质性较高的家庭中建立起信任关系，互相提供帮助，连接所需资源。起初是从家长之间开展线上和线下的经验分享。线下分享主要是具有照护经验的家属进入病房中，向新患病的患儿家庭分享自家抗癌经历。比如，一些照护经验丰富的家长，自己的孩子已经长大，他们会为新发病的家庭讲述自己的故事，让他们看到努力的希望。他们会说："我女儿现在已经上大学了，她现在已经很好地融入社会……"。住院部的家长就会特别感兴趣："你以前是怎么照顾孩子的？她出院以后怎么样？现在她上大学怎么样？她未来结婚生孩子会怎么样？"

这些分享真实而有力，家长之间还会寻找到有效的分享方式，他们会将实用的知识整理成纸质版的资料包，一并分享给患儿家长。除了线下分享，"金丝带"还通过社交软件开展线上分享，为所有患儿家属提供沟通、交流的平台；同时，也会连接专家资源来分享经验和知识。

家长自组织建立起来后，"老家长带新家长"的模式也形成了极强的共鸣和行动力，温暖的氛围逐渐传递开来，感染着每个患儿家庭，弥补了医院中暂时缺失的软性服务。

（三）邀请医生加入

在线上和线下的分享过程中，"金丝带"还与医护人员建立了联系，邀请他们作为志愿者参与其中。面对现实中医护人员在工作期间繁忙到无法回应每一个家属的每一个问题的境况，"金丝带"的负责人还会另辟蹊径采取创新做法。"金丝带"提前收集了很多患儿家庭的问题，并将这些问题的资料发送给医生，邀请医生进行线上解答。这样，医生可以在空闲时间回答这些问题，为家属提供帮助和支持。除了线上解答，"金丝带"还会将家长们定期聚集在一起，邀请主任医师面对面为大家集中解答问题，并有针对性地提供建议和指导。

医护人员被"金丝带"邀请在下班后参与家属问答服务时，其身份也发生了转变，由正式的医护人员转变为了非正式的志愿者身份。参与其中的家长一改往日急躁、焦虑的状态，平和地提问与交流，双方间形成了良好的沟通氛围。"金丝带"负责人提到："我们做的服务首先要减轻医护人员的工作，因为他们不可能面对每一个家长都这样去回答，但是集中在一块的时候，他们的工作时间和工作量就能够减少。"这样也能最大限度覆盖更多的患儿家庭，医生成为志愿者的角色去回应家属，发挥自己力所能及的作用，不仅能够解决家属的疑惑和问题，同时也能使医患关系朝着良好的方向发展，进一步增加了医院中的人文关怀与软性服务的分量。

（四）游戏治疗

在家长群体互助的基础上，"金丝带"引入了专业社工资源，有针对性地面向患儿直接提供"医院游戏辅导"的软性服务，以提升患儿治疗的依从性，减轻其对疾病的恐惧。在此过程中，"金丝带"依然将医护人员带入进来。在让患儿受益的同时，也使医护人员原本的温度还原出来。

儿童患癌后，由于生活环境发生了巨大的改变，亟需外界的介入帮助患儿调适，从而适应在院的治疗生活，继续成长和发展。在每一名儿童的成长过程中，游戏都是不可或缺的活动，它既能促进社交和认知的发展，又能培养儿童的创造力和解决问题的能力。在患儿住院期间，适当的游戏活动可以舒缓患儿在治疗中的心理压力和情绪困扰，维持身心的正常发展，避免因适应困难而导致行为倒退的现象。同时，通过游戏活动所散发的欢乐气氛，使患儿父母也可暂时舒缓内心的压力。

最为典型的游戏是"勇气扭蛋游戏",它的形式富有趣味性,巧妙地将患儿治疗疾病、战胜疾病的过程营造成勇士层层闯关的故事情境,患儿将自己带入进"小勇士"的角色,将每次的检查、治疗等当作闯关任务。每一名接受挑战的患儿拥有一个记录自己勇气瞬间的勇气存折,每当患儿配合完成一次闯关任务(如腰椎穿刺术、骨髓穿刺术、经外周静脉穿刺中心静脉置管术、放疗、化疗等),医生和护士就会在勇气存折上为其盖上有具体数额的勇士勋章。

(五)医护人员的参与

"金丝带"的所有服务中,都会融入医护人员的参与。比如在扭蛋游戏中,将盖章的权利授予医护人员。因为医护人员不只是给孩子打针的人,还可以是给孩子鼓励的人,有些医护人员会借此契机告诉孩子"你乖乖的,打完针了,我就给你盖个章,盖完章后你就可以去扭蛋啦!"通过这样的形式,患儿就会对医护人员产生一些好感,也能提升患儿在治疗期间的依从性。

勇气扭蛋游戏引入病房后,受到了患儿的一致喜爱。许多原来抗拒治疗的孩子开始愿意为了扭蛋而鼓起勇气接受治疗的挑战,还有一部分孩子直接开始积极配合医生完成各项治疗任务。医生和护士也反馈有了勇气扭蛋机之后,"哭闹少了、欢笑多了、工作容易了",甚至个别医院的医生和护士还主动向"金丝带"申请引进勇气扭蛋机。

实际上,患儿的游戏形式只是一个载体,其背后的理念主要是通过建立一个桥梁,能够让医护人员参与其中,与患儿及家属通过非正式的互动形式,舒缓患儿及家属在院紧张、焦虑的氛围。"金丝带"负责人介绍:"有些病房里面有钢琴,一些实习医生下班了以后会跟小朋友去弹钢琴,或者跟这些孩子下棋、玩耍。医护人员日常工作期间的时间有限,但随着'金丝带'人员减轻医生工作压力的努力,医生慢慢地就会自动加入进来,医患之间的关系也就自然发生了改变。"如此一来,信任关系也在医患之间建立和加固,医生与患儿之间的非正式互动也会逐渐增多。

医护人员参与到软性服务中也符合医院的发展需求。"金丝带"的负责人提到,"医院为了追求在院人文关怀的提升,会建立青年文明号的团队,很多科室的主任都是青年文明号的号长,这对于医院的人文建设非常重要"。但通常情况下,医院上级领导会下达指标让每个科室推行和完成,这对于医护人员又是额外的工作压力。又由于这类志愿者服务并不是医护人员擅长的，具体怎么开展活动、怎么派发活动礼物等都会让医护人员犯难。然而，有"金丝带"这类社会组织的存在，可以帮助搭建志愿者服务的平台，提供活动方案与资源，与医护人员共同推动活动的落地。这一方面减轻了医护人员举办活动的压力和负担；另一方面，活动中的责任变成了多方共担，各方发挥优势，形成互利共赢的局面。

目前，大多数与"金丝带"合作的医院已经认识到其为医院和患者带来的价值和意义。因此，他们更愿意让"金丝带"继续在院内提供长期的服务。只有通过这种良性循环，才能使合作更加持久地延续下去。

（六）医患冲突的解决

医患冲突常常会发生在很多细小的互动之中，尤其是患儿在注射、骨髓穿刺或腰椎穿刺这种疼痛治疗的过程中，患儿的身心都会感到害怕和恐惧。以往有时候孩子不配合，需要几个医生来按住孩子的身体，孩子拼命在检查室哭，妈妈在外面哭，还有一些爸爸会踢门质问医生："怎么回事？你把我孩子怎么样了？怎么那么久没有出来？"此时，矛盾可能一触即发。

"金丝带"在日常服务中通过游戏辅导和游戏治疗的形式帮助患儿提前了解各项治疗的流程，鼓励患儿表达感受和需要，勇敢面对医疗程序；帮助患儿应对疾病带来的转变，适应住院生活；与其他志愿者组织合作，为癌症住院患儿开展绘画、游戏、手工等有益身心的活动，减少患儿治疗期间生活的枯燥和苦闷感，减轻焦虑和恐惧情绪，促进其身心发展。因此，病房中的患儿在面对骨髓穿刺、腰椎穿刺及其他具有一定疼痛的检查或治疗时，会更加勇敢配合。医护人员在治疗过程中的心情也会更加平静，能够顺利地推进治疗过程，在治疗中的医患摩擦和矛盾也会相应地减少。慢慢地，家长就会肯定医护人员的专业水平和治疗态度，医护人员日常的小心翼翼也会减少，很多时候他们也可以在治疗之余与孩子玩耍。在"金丝带"的协助下，患儿、家属和医护人员三方可以形成合力，建构性地共同面对整个治疗进程。

除此之外，如果遇到一些特殊的冲突，"金丝带"也有相应的理念和做法。例如，"金丝带"负责人提到曾经有患儿家长对某个医院的医生存在意见，或者患儿家长希望转院但科室主任并不建议等情况，这些冲突有些涉及双方信息不对称、互相无法理解等因素。"金丝带"的工作人员会作为矛盾冲突的中间人致力调和双方的关系。一方面充分倾听患儿家长的想法，另一方面也会与医院中的医护人员沟通和交流，寻找解决问题的方案。在这样的沟通模式下，有了中间人的存在，两方的矛盾会在信息充分互换和交流的过程中逐渐缓和，并不会直接产生冲突。"金丝带"的工作人员作为患者和医生的双向代言，利用非正式关系的建立、非正式沟通等方法，在很大程度上化解了双方潜在的矛盾。

二、分析：患者自组织的定位与发展

（一）患者自组织的第一定位

1. 第一定位的确认　　我们为患者自组织发展而来的社会组织所确定的第一定位，不是他们如何在社区中为患儿及其家庭做出服务，而是聚焦到医院中探讨其如何解决当下医患关系紧张、服务效果降低这一问题的。

回顾前面的案例呈现可以看到，患者自组织的确可以化解医患矛盾，而且这种解决呈现出一种制度化的特征，并不是偶然的努力。它让当下主流医院中医生和患者距离疏远、信任关系趋于破裂的局面开始恢复。医生开始逐渐进入到双轮驱动的轨道，他们与患者相互回应，通过良好的服务建立双方间的信任关系。

2. 第一定位下的作用原理　　探究患者自组织之所以能够解决医患关系紧张的原理。可以先分析医患关系是如何被破坏的？大型医院专家医生在每位患者身上花费的诊疗时间有限，这导致他们无法同时提供硬性服务和软性服务。因此，患者所感受到的诊疗效果可能会受到影响。此外，医生向患者传递的信息也无法达到充分对称的程度。

随着患者自组织的成立，这一局面发生了改变。这一组织会代表单个患者整体性地表达利益诉求，通过向医生传递友好的信号，使医生看到患者的视角。同时，患者自组织也主动为医护方提供服务，并试图理解医生的困难。这种互动使医生看到患者作为一个人存在的一面，而不仅仅是一个治疗对象。双方之间的人性互动增加，不再只是临时性的医患关系。这种互相了解和配合的程度加深，有助于提高诊疗服务的效果。

简单来说，当医生匆忙、焦虑，无法提供软性服务时，患者便开始发挥作用。与以往的不同之处在于，他们已经形成了组织化的体系，可以更理性、更有建设性地开展活动。这种做法不难理解，因为他们是为自己孩子的治疗而努力，更愿意与医生达成双赢，而不是双输。由于这种双赢也是医生所追求的，因此患者和医生在行动方式上容易达成共识。

3. 进入到医患之间的有机对接　这可以被视为进入现代社会后的一种新型的解决医患争端的方式。当前，医院和医生越来越制度化和职业化，与公众之间的地理、社会和制度距离也在增加。然而，公众通过自组织起来的方式，可以使自己进入更大的社会公共空间，从而重新与位于制度体系内的医生恢复到人格化信任的状态，实现服务的有机对接。

4. 与医务社工机构的比较　上一章探讨了社工机构加入医院帮助实现医患关系的有效对接。本章则把社工机构换成患者自组织，它同样致力实现这一目标。然而，通过二者的比较，或许可以更加清楚地认识患者自组织的独特作用，并对其定位进行更深入的描述。

第一，患者自组织进入医院时采取了更务实的策略。他们通常能够直接瞄准目标，发现路径上的问题，针对每个问题逐一解决，最终实现医患双方的有机对接。相比之下，社工机构似乎追求一种更为理想的模式，例如，在路径设置中体现出怎样的理论水平和技术要求，以及流程应该具备怎样的标准和精细程度。这种要求往往会导致社工机构陷入套路化的问题，甚至受过专业培训的人也难以逃脱，因为在专业的培训和考核中，都是按照理论、理想中的目标模式来套用训练的。所以当社工在能力和经验上都无法胜任时，套路化便成为快速上手的替代方法。

第二，患者自组织展示出强烈的行动意愿。他们的动力如此强烈，因为他们孩子的治疗效果甚至是命运全部都寄托在这里。而社工机构的动力来源于理念，在其落地的过程中或许会大打折扣。

第三，患者自组织发展到一定阶段，可以吸纳社工的优势，包含理念和工作方法相关的内容。比如，社工看待人的方式会将患儿定位到一个更高的目标层级上，这是社工相比于患者自组织具有的优势。患者自组织可以在发展中保持充分开放的心态，将社工的理念与技术手法中的精髓吸纳进来，叠加到自己既有的运作体系之上，会使自身在务实和积极行动的优势之上继续拥有社工的特长。

（二）患者自组织的第二定位

1. 第二定位的确认　除了第一定位外，患者自组织可以承担另外一项功能，即在社区中为患儿及其家庭提供服务。这类似于第十章中讨论的医院功能向社区延伸的情形。

在作为第二医院存在的社区中，患者自组织所发挥的作用可能更为重要。它相当于将一个初步康复的患儿引入到正常的生活体系中，改善他们的日常生活环境，关注他们的未来发展，并减轻家长群体的压力。此时，那些已经经历过类似事件的家庭，其分享的经验将成为一种值得交流和借鉴的资源。

2. 与社工机构的比较　与社区中的医务社工机构相比，患者或家长成立自组织更为便利。这是因为他们是最直接的行动者，并且拥有更明确的动机，组织起来不会有太多的障碍。此外，患儿的家长是患儿生活场所的直接参与者，他们的改变将会直接影响到患儿的生活环境。相比之下，社工机构需要多出一个环节将自己的理念、特长等传递给家长，然后让家长再去发挥作用。患者自组织容易上手开展服务并获得快速成长，但可能存在着理念、能力、手法等方面的上限，这是它的短板所在。

（三）患者自组织本身的成长

患者及家长自组织成立的社会组织从开始出现到逐渐成熟，可以分为三个阶段。

1. 初创阶段　患者自组织的发育是渐进式的，经过多年的创新和积累才能达到本案例的发展阶段。

但这种组织形式通常并不正规。它可以仅仅是一些松散的网络，或者只是有一些形式化的组织设置。在这种情况下，人们的认同程度和行动能力等都存在明显的不足。因此，要实现其定位上的功能仍然具有一定的难度。然而，它的好处在于组织已经存在，在这里可以实现一些基础性的功能，比如家长之间的相互交流、释放压力及获得安慰等。

在初创阶段，由于大家行动的目标相对分化，组织能力和认同程度都偏低，通常需要一个外界的力量来引导，帮助其建构与成长。比如，一名医生专家就可以承担这样的角色。此外，组织引导力量也可以在患者家庭自身中产生，就像本案例一样。

在特定情况下，情绪化、不公正感等因素可能会充斥在自组织的成员之间。此时，所形成的自组织会以抗争的方式来表达自己的利益诉求。这可能导致我们对患者自组织抱有谨慎的态度。然而，如果在初创阶段就采取阻塞和防范的措施来限制社会组织的发展和成长，那么他们将无法进入下一阶段，也无法培养出像本案例主角这样积极的功能建构者。

2. 建构性解决问题的阶段　从初始阶段向上成长，经过一定的时间后，组织的稳定性、人员的归属感和合作能力等方面都会得到提升。尤其重要的是，组织化的形式能够支持其独特的功能承担。这就是在医院诊疗服务中，患者自组织可以促进患者与医生之间的有机对接，建立起友好的关系。在社区内部，患者自组织也会形成一套相对稳定的工作方法，例如组织患者家庭进行交流，为患儿提供各种服务。

这实际上意味着，患儿的家长已经开始学会平和地接纳现状，并以此作为起点追求未来更为理想的状态。通过患者自组织的建设，他们实现了通过自己的参与来满足自身利益的新型方式。因此，除了实现患者自身利益之外，也促使了公众自身的参与能力成长。这与国家长期推崇的目标相吻合，即让基层社会公众能够参与进来，致力解决与自身利益相关的事务。

3. 加入社工的要素，自组织获得成长　患者自组织再向上发展可达到另一阶段，那就是形成"患者自组织＋社工"的新模式。在患者自组织的基础上，为什么还要叠加社工？新增潜力又是什么？

第一，分析社工相对于患者自组织的额外潜力。在如何看待人方面，患者自组织的定位是患儿是我的孩子。作为父母，他们显然充满着极度强烈的爱，甚至可以为了孩子牺牲自己的生命。即便如此，或许这仍然不是关于生命价值的最高表达，社工机构在此之上继续发展出新的解释。比如，父母可能会以爱的名义严格管教自己的孩子，这实际上已经不自觉地忽视了孩子是独立的个体。孩子最终可能成为功利主义意义上的成功者，但真正的人的发展却会失去。发展的最高目标不是一个工具人，而是一个有自我价值感的人，成为一个具有完善人格的个体。社工的定位就在这里。其实，第五章中分析好人的四个层次时，就讨论到了社工的价值定位，它位于第三和第四层级。在社工的理念看来，他人是有价值的，他人是有能力。因此，这样的定位将人置于比奉献者还更具希望的位置上。

第二，社工还有一套操作体系用以保障上述价值的实现。例如，人们关于优势视角的讨论。优势视角就是看到人好的一面、能的一面，而不是看其不幸的一面、弱小的一面。对于像本案例中的患儿及其家长来说，这尤其重要。如果同样是与一位患儿家长进行沟通，该以怎样的方式对待他？是安慰还是说教？或许都不是，最佳的方式应该是展示出一种通过努力而可以发生改变的可能性。可以通过现身说法来表达，还可以通过不同的沟通场合，通过界定的方式来实现目的。

这一点在本案例中已经得到了充分的展示。本机构通过自己的学习和成长逐步意识到，在筹款中，尽量不要展示孩子们悲惨的一面，来博取他人的同情。反之，通过感恩的方式，将孩子的成长变化转化为一个爱心手串，患儿每完成一次治疗便串下一颗珠子直到串成完整的手串。将手串以礼物的形式赠送给捐赠人，让对方也感受到自己奉献爱心的价值回报，感受到患儿战胜疾病过程中的努力与付出，并为生命的努力绽放而喝彩。

"患者自组织＋社工"的模式可以理解为患者自组织在原有的基础上产生了质变，它是在患者自组织的基础上吸纳了社工的成分，而不是由自组织转化为社工机构。新模式的主干部分仍然是患者自组织，仍然保留着它的务实精神、创新性和行动的自主性。在发展到一定阶段后，将社工的特长吸纳起来、嫁接上去。

因此，这种新模式可以既吸纳了社工机构的特长，又避免了其短处。比如，在嵌入医院的过程中，"患者自组织＋社工"的模式回避了社工机构形式化、教条化的弱点。患者自组织从一开始就是真实嵌入医疗服务体系之中的，他们深知什么是嵌入、如何嵌入。他们不仅从自己的需求出发，还从医疗服务体系出发，两个中心说的概念根植在他们的骨子里。

三、整合：分解困境与提出解决策略

最后，我们可以把本章的内容放置于全书的背景下重新解读。

（一）全书提出的问题

全书第一篇展示了一个困境：随着医院越来越公立化，它在制度、社会和地理上与社区的距离越来越远。在医疗服务体系内部，一种对上级负责的取向占据了重要地位，取代了原本自下而上的负责机制。这导致医生不再像以前那样追求双轮驱动的机制，并与患者建立人格化信任的服务模式，医患之间的有机对接关系破裂。相应的问题是，在现代社会中，我们应该如何解决医疗服务的困境？

（二）分解为两个方面

该问题又分解为两个方面。第一是机制方面，即在服务机制上应该进行何

种改变目前对上级负责、体制内过度主导的局面？第二则是服务方面，它假定我们即便将机制理顺，但随着社会的进步，对于服务技术与服务手法也会有新的要求。换言之，医务社工如何建构起适应当代社会的新型人格化信任关系，并使人的价值潜力更高程度地发挥出来。

（三）第二篇的内容

第二篇主要展示了在现代社会中，除了政府机制可发挥作用外，市场机制、社会机制在医疗服务体系中也扮演着至关重要的角色。医疗服务中的三种机制与现代社会三个部门的格局相对应。

接下来需要回答两个新问题。

第一，市场机制和社会化运作机制虽然在理想情况下能带来希望，但还需要保证满足它们成立的条件，否则会出现另一种方式的扭曲。例如，市场机制可能会变得非理想化，从而给医疗服务带来更多问题，并受到患者和公众的批评。另外，尽管社会化运作机制是美好的，但在当前情况下，它只是偶尔出现或局部存在。

第二，一旦市场化和社会化运作机制得到理顺，确实可以让服务体系内产生独特的服务模式。这样一来，在解决了机制问题之后，也顺便解决了服务技术提供的问题。然而，软性服务毕竟是专门的专业领域，它的具体形式及与传统乡土社会中的情节有何区别，仍然需要做出专门的回答。

（四）第三篇的内容

第三篇则假设机制问题已经解决，仅考虑服务手法。它探讨了在现代社会中，软性医疗服务应该包含什么技术手法？本篇共三章内容，它们按照从一般化到具体化的顺序展开。其中第五章讨论的是人格化信任建构的一般化原理，现代社工中关于人的价值认识是奠基性支柱。

第六章讨论了责任主体如何归位的问题，仍然以社会服务的手法为主导。通过服务建构出人格化信任关系后，有助于实现患者的责任主体回归。另外，管理学的方法，特别是参与决策等公共管理常用技术，也是实现责任主体归位的另一个支柱。

第七章讨论了更为具体的服务手法，旨在解决患者在医疗过程中的焦虑问题。本章介绍了以界定为核心的操作手法，使医生能够在硬性服务链条之外构建软性服务技术，并通过界定等操作手法实现对患者的心理支持。

（五）第四篇的内容

第四篇将社会组织作为核心内容加入进来，大大增加了解决问题的弹性空间。与此同时，社会组织还可以让服务的手法获得进一步地提升。

其中第八章、第九章探讨的是，将分离的医院和社会重新对接的两种不同方法。由于对接意味着双方共赢目标的实现，这符合医患双方的内在利益要求。因此，只要社会组织具备打通路径的方法，就可以实现共赢的目标。

第十章考察的是，如何将医院的服务延伸到社区，并使社工机构成为社区运作的主导者？社工机构可以将医院里的服务资源整合起来，为社区公众提供服务，使社区成为患者的第二医院。

第十一章考察的是，社工机构嵌入医院内部的可能性。嵌入的首要目标是为医院提供现代的软性服务手法。在理想情况下，还可以引导医院改变其运作机制。然而，目前这只是尝试性努力的方向，受到医院行政化和社工机构套路化两个因素的限制。

本书的最后一章讨论了患者自组织的作用。这一组织类型在医院内和社区内两个场所都发挥着作用。在医院内，患者自组织具有强烈的动机，采取积极的努力代表患者利益。从患者的角度出发，服务不再只是单纯依靠医生，患者自组织的服务增加了一种新的可能性。

此外，这样一种组织类型还具有独特的优势：它既能够深度扎根，又能够逐渐成长，吸收社工的优势，将两者的优势结合起来。它的潜力空间将因此超越其他组织类型。它既具有解决机制问题的潜力，又具有解决服务提供能力方面的潜力。在功能上，随着社会自组织程度的增高，他们越来越具有主动寻找医院进行对接的能力，所以对接仍然可以实现。在性质上，它代表社会公众自我组织的形式，是公众参与社会事务的最基础形式。虽然它不像公益组织那样光鲜亮丽，但更为基础和重要。它代表着当前社会自下而上的发展方向。随着社会公众越来越组织化，一个被称为治理型的社会开始出现，它将取代原来的管理型或管控型社会。

后　记

本书以社会服务的视角探讨了通过改变机制重新构建"双轮驱动"模式，提升基层健康服务，也为基层健康服务提供方呈现了很多微观的社会服务手法和工具，但未分析技术改进和流程优化对提升基层健康服务的作用。

2021年4月，由高通公司通过"无线关爱"计划支持，中国红十字基金会开展了"基层医务工作者社会工作与风险防控远程培训"项目，利用无线网络和数字技术搭建了"红通通"App和微信小程序视频课程平台，针对基层医务人员分布较为分散，现场培训费时耗力的现状，为其提供突破时空限制的、碎片化的、便利的学习平台。

中国红十字基金会作为项目的主办方，长期致力于提升基层医务人员专业能力，持续在全国各地组织乡村医生专业技能方面的培训。"红通通"平台不仅用技术手段改变了既有的基层医务人员培训的形式，课程内容也从提高临床专业技能扩展到提升基层社区健康治理能力，如《提升居民健康服务的获得感》《以病人为中心的医患沟通技能培训》和《诊室场景里的医患沟通》等，"红通通"平台是"基层医务工作者社会工作与风险防控远程培训"项目通过技术优化和改进推动基层医务社会服务的重要尝试。

"红通通"平台运营3年，累计录制涵盖数十个专业方向近200课时的在线课程，吸引了超过20 000名基层医务工作者，在平台上参与在线培训学习的总时长已超过2万小时，活跃用户超过2000名。参与学习的基层医务工作者对医务社会服务的课程视频评价很好，如"祖孙三代乡村医生""第二医院"等案例课程，我们会看到这样的留言："我们这里也有这样的案例！""太实用啦！""我代表所有的乡村医生感谢你。"

为了强化基层医生医务社会服务相关课程学习的成果，中国红十字基金会在"红通通"上招募基层医务工作者成为"基层医务志愿者"，深入北京、天津、河南、山东、陕西等省市社区开展相关的社区健康科普、义诊、困境人群的救助和帮扶。"红通通"平台为基层医务志愿服务建立完整的数字化流程并提供了相应的服务工具、数字化海报、专属二维码、人群分类评估、血压计血糖仪检测数据自动上传。基层医务人员可以借助"红通通"平台分析服务对象的健康数据，利用平台的智能化健康预警和随访管理提醒等功能大大简化社区健康服务的流程。郑州某社区卫生服务中心一位参与项目的冉医生说："患者和我直接用小程序就可以参与社区公益项目，真是太方便啦！"

另外，"红通通"平台还尝试采用游戏化机制和智能化即时反馈，对社区公益服务设立悬赏任务，通关升级的模式增加了用户参与的乐趣。基层医务人员在平台学习和参与项目中遇到问题，可以通过数字技术辅助得到即时反馈，在"红通通"平台学习和参与公益服务都能获得积分奖励，可以兑换实物奖品。

"红通通"平台试图通过数字、网络技术和流程再造，延伸和拓展中国红十字基金会持续开展的乡村医生培训，为基层医务工作者提供持续学习并转化为社区实践的平台，简化他们参与社区健康服务的过程，增强了他们开展社区社会服务的动力，在健康服务向社区延伸中发挥一定的作用。

一般而言，相较于机制的改变，技术改进和流程优化更快、也更容易实现，我们补充"红通通"平台案例，以期给基层健康服务的提升提供多一重的视角。

编　者

2024年5月